治療では遅すぎる。

ひとびとの生活をデザインする「新しい医療」の再定義

横浜市立大学　特別教授
東京医科歯科大学　教授
武部貴則
Takanori Takebe

日本経済新聞出版

人生100年時代ともいわれる超高齢化社会への突入、
IT、スマートフォン、モビリティ分野などのテクノロジーの革新、
大きな変化と成長の中に、私たちは存在している。

だからこそ、医療もまた次なる飛躍をしていかねばならない。
それこそが、人間らしさ(Humanity)の復権を目的とした医療の実現であり、
病める場、から、生きる場としての医療への転換である。

そして、そのためには医療の再定義が必要だ、と私たちは考える。

従来医療の手法や場だけではない。
アイデアやテクノロジーがぶつかり合うことで
日々の暮らしの場で、新たなアプローチがつぎつぎと生み出され
医療はよりしなやかになっていく。

私たちが目指すのは、
「新しい医療へのアップデート」である。
これは、ムーブメントである。

クリエイティブを武器とした新しい医療によって、
誰もが、よりよい人生を獲得できる世界を創るための
絶え間なく続くムーブメントである。

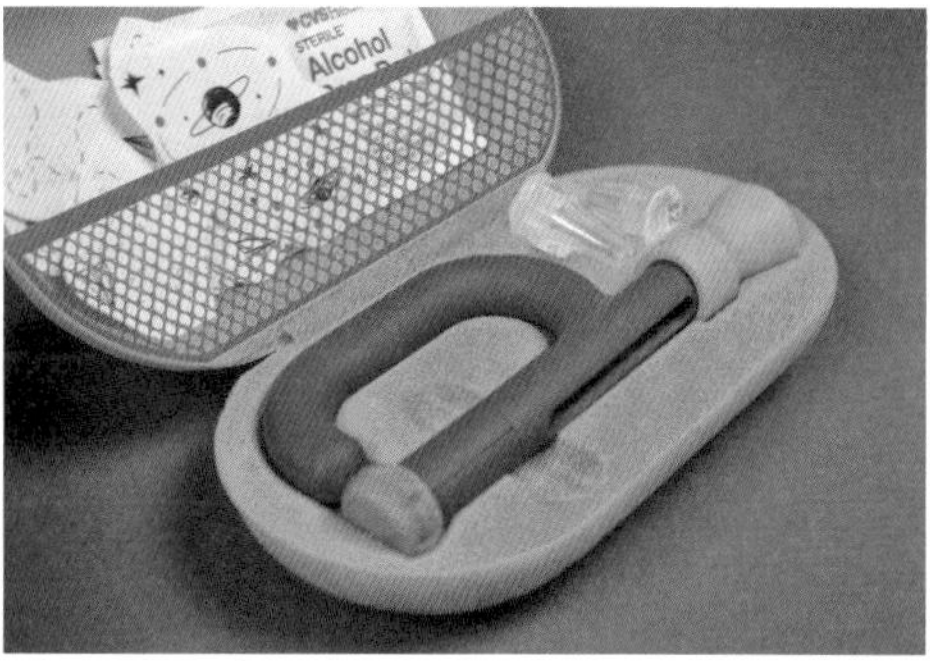

① 1型糖尿病の子どものために開発された注射キット「Thomy」（89ページ）

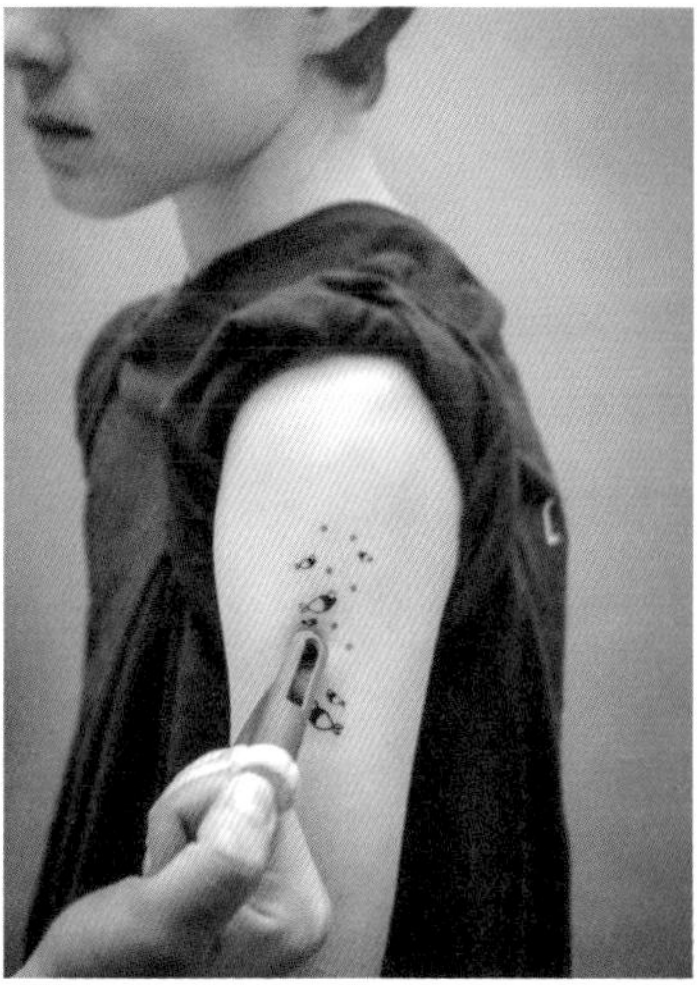

② 青色のドットを注射すれば、毎回違う場所に打てる（90ページ）

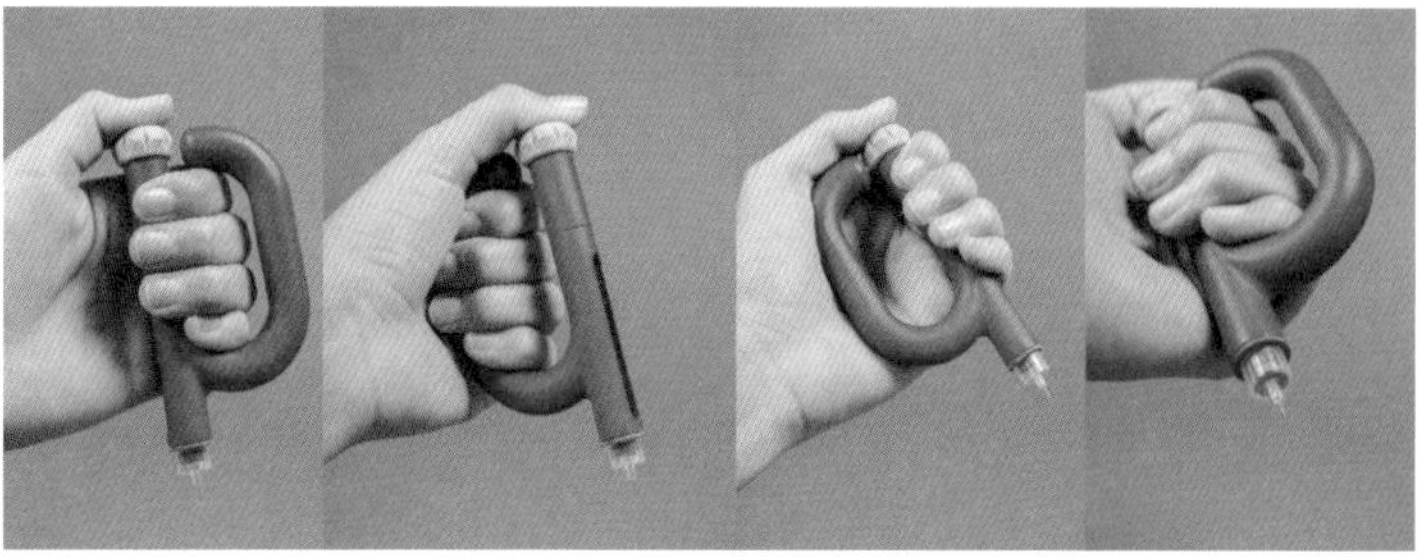

③ 子どもの小さな手でもしっかり握れる注射器（90ページ）

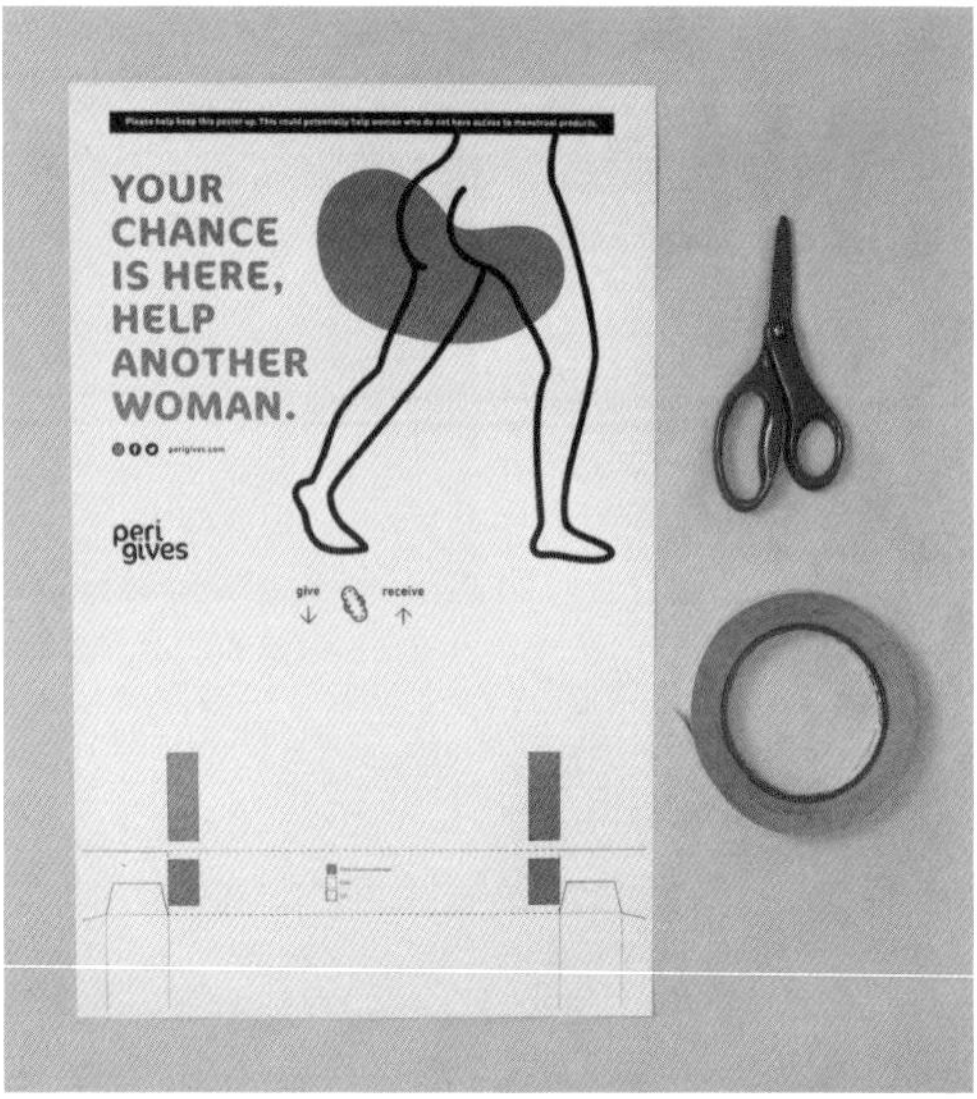

④生理用ナプキンの寄付を呼びかけるポスター（98ページ）

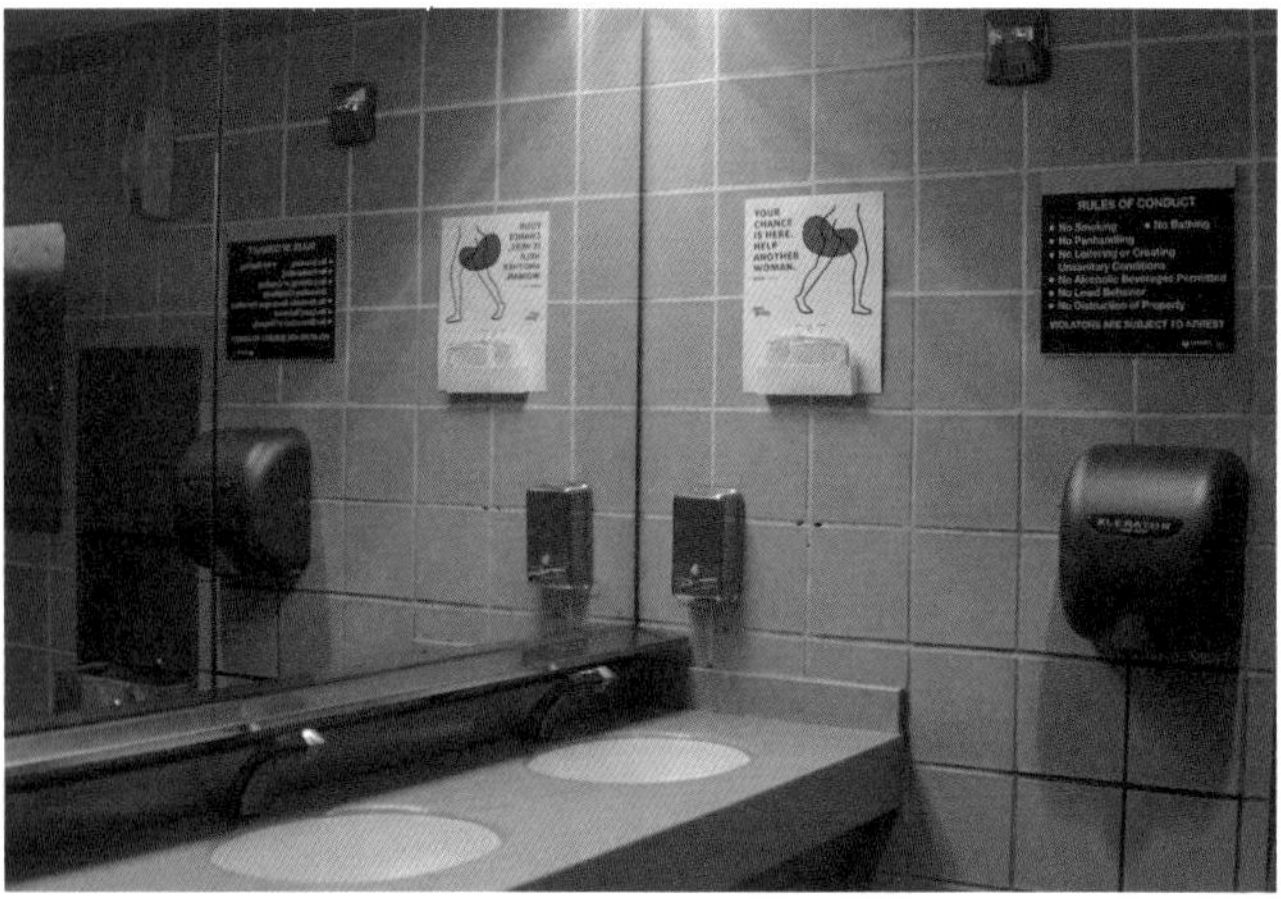

⑤ 公衆トイレには、ポスターの呼びかけに応じ生理用ナプキンが寄付されている（98ページ）

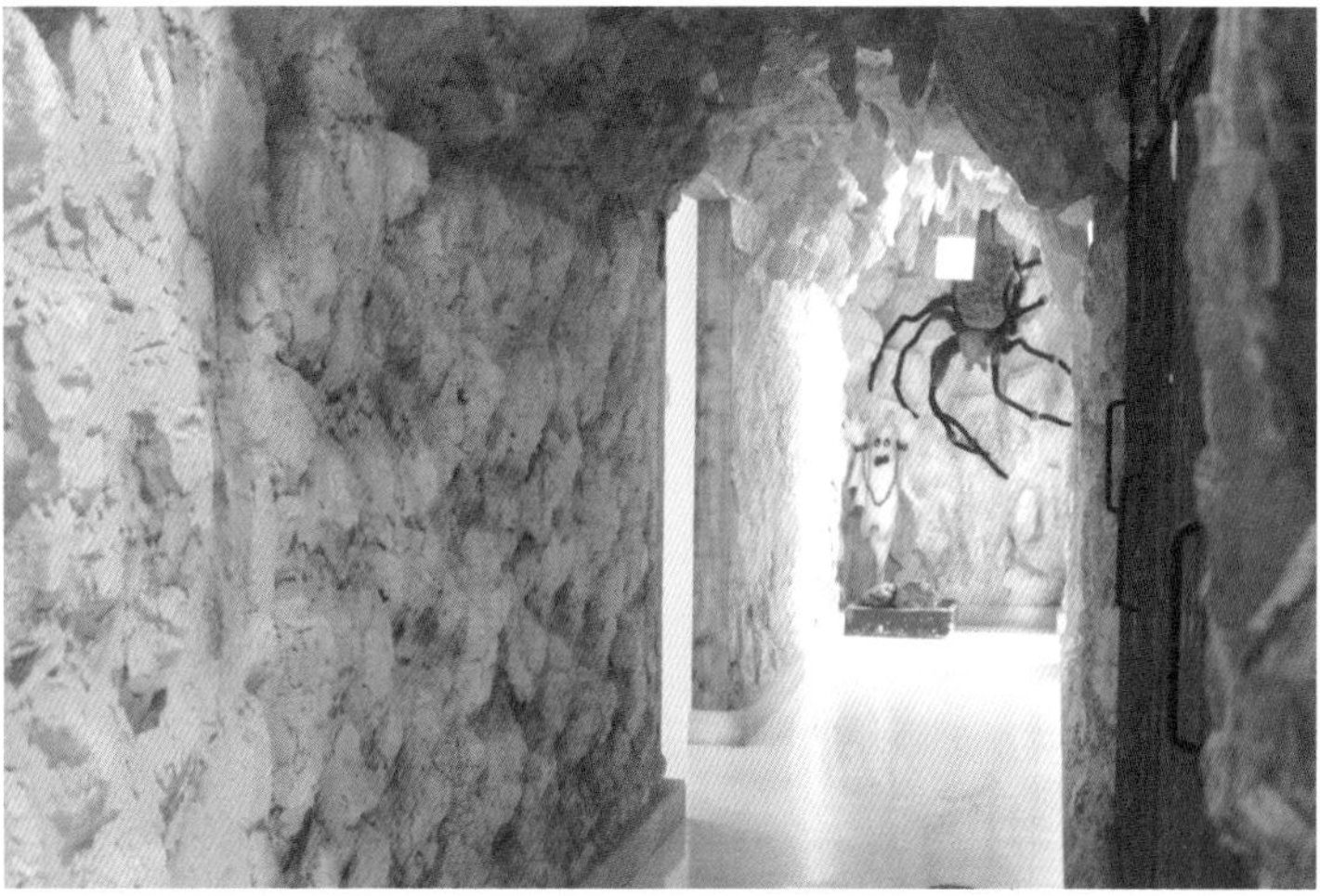

⑥「江戸川がんセンター・トモセラピー」の入り口はダンジョン風（笹川撮影）（105ページ）

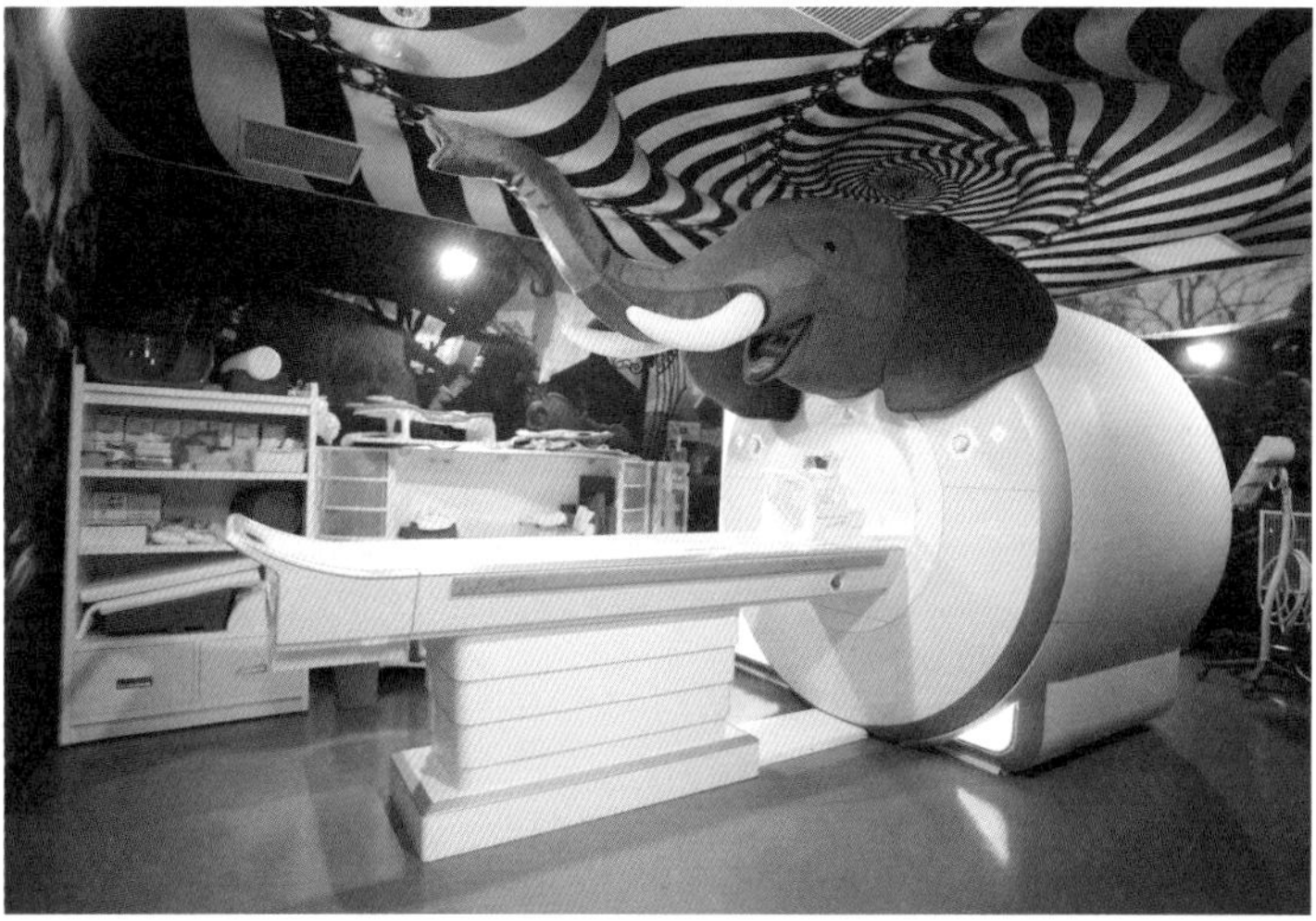

⑧「ゾウ」がいるMRI室。天井や壁の模様も工夫されている。江戸川病院提供（108ページ）

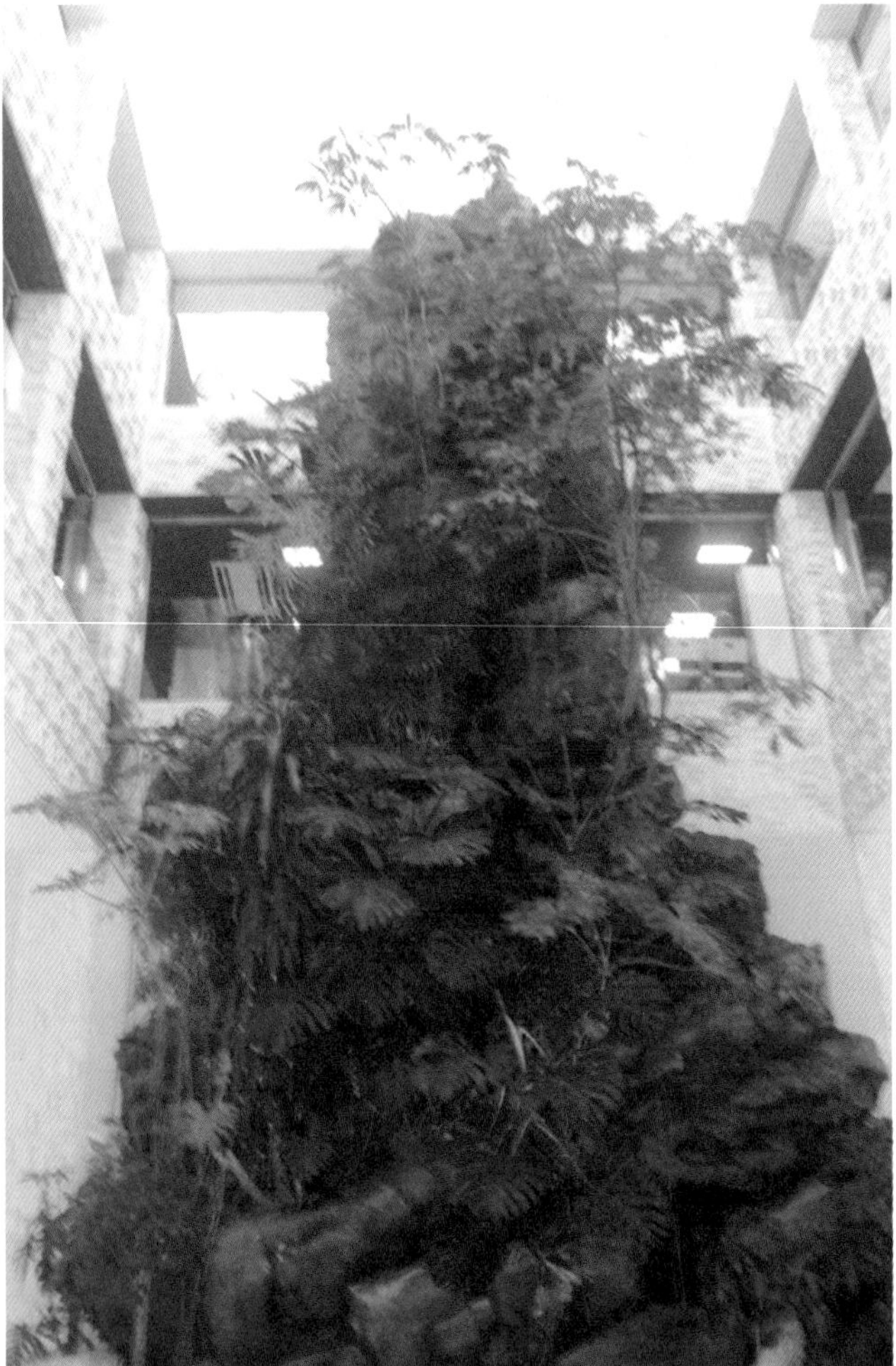

⑦「メディカルプラザ江戸川」
エントランスホールの屋内緑地
（笹川撮影）（108ページ）

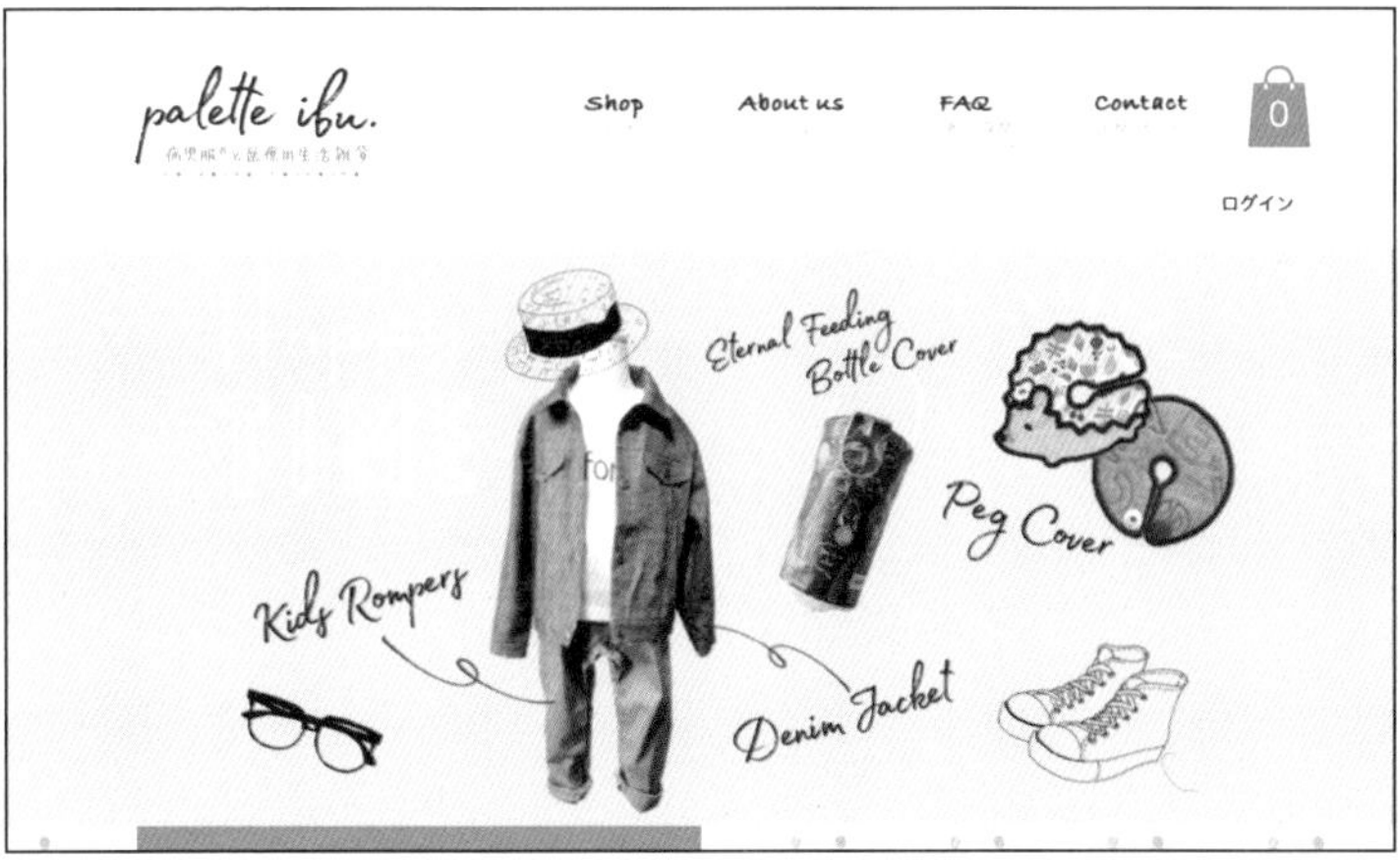

⑨「病児服」や生活雑貨を販売する「パレットイブ」のWEBサイト（113ページ）

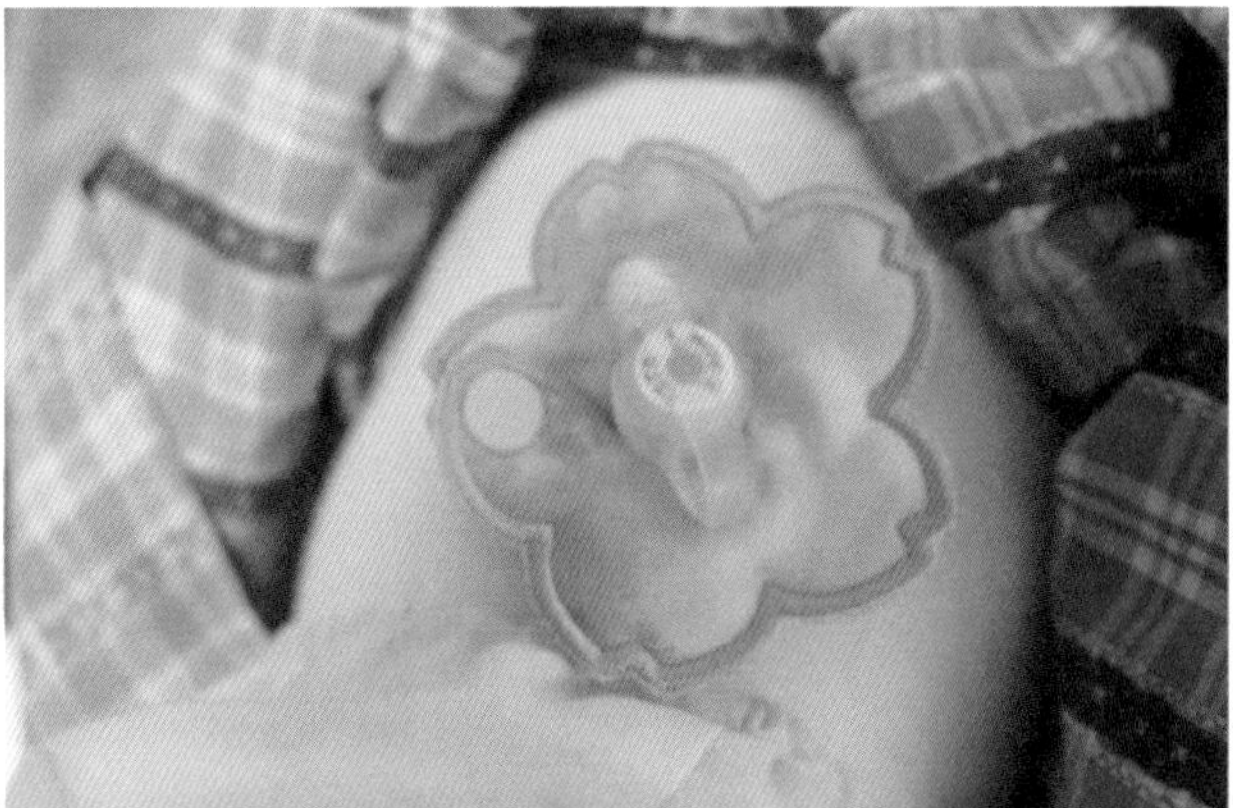

⑩ 胃ろうをカバーする花柄のペグカバー（115ページ）

⑪ スマートフォンアプリと
専用キットを使って
精子の状態を調べられる
「Seem」(117ページ)

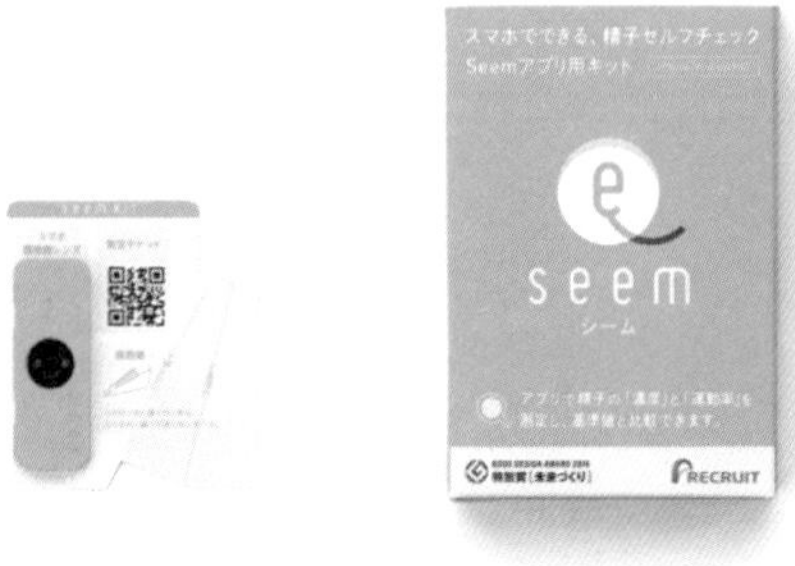

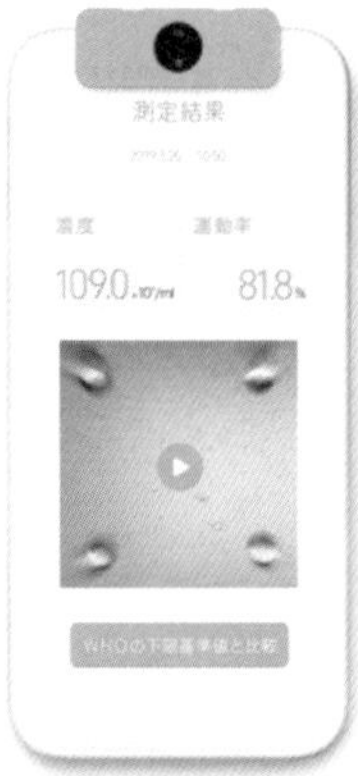

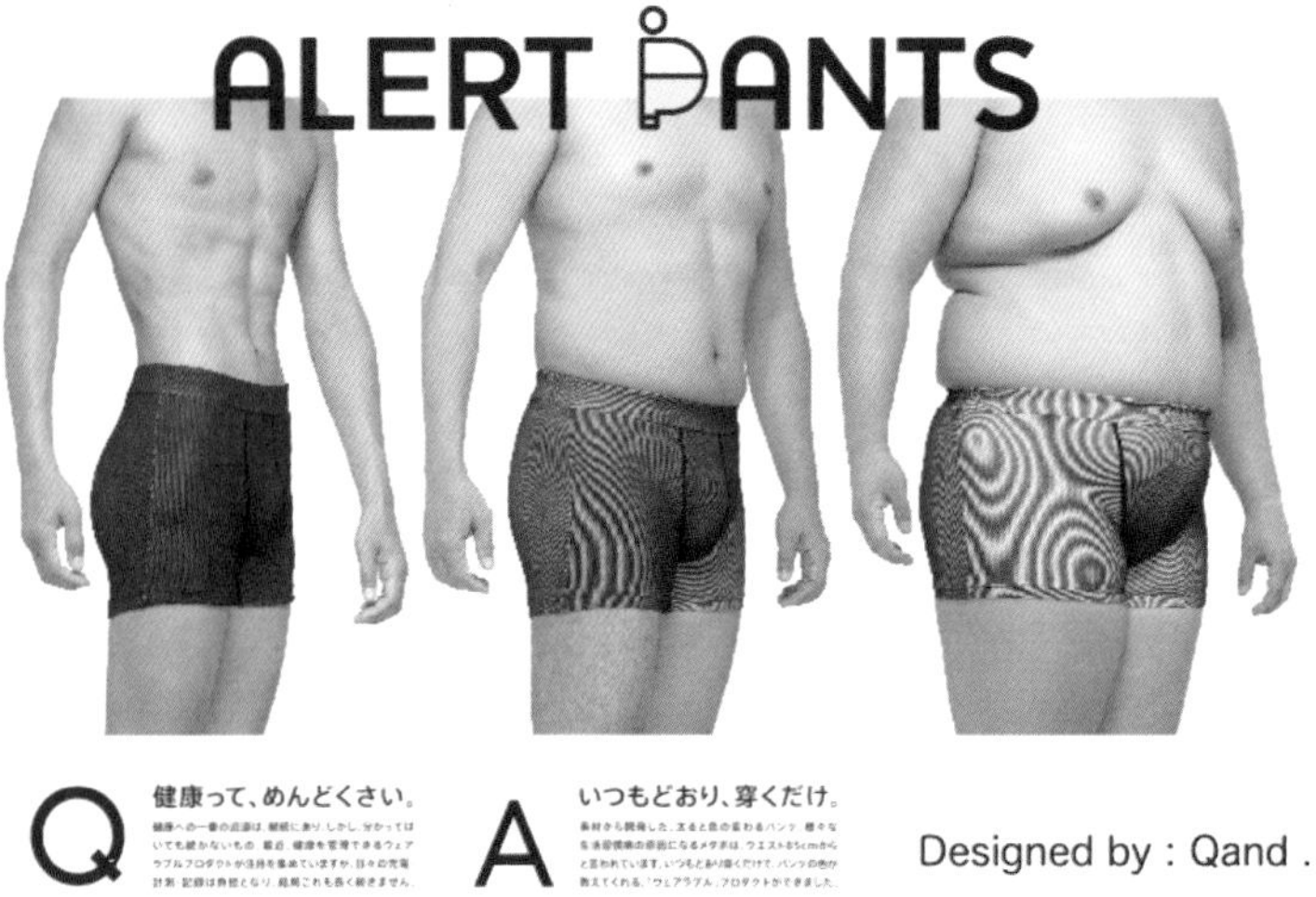

⑫ はくだけで健康を意識する「アラートパンツ」(147ページ)

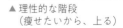

踏み出そう、健康と世界への第一歩。

ANOTHER STEPS

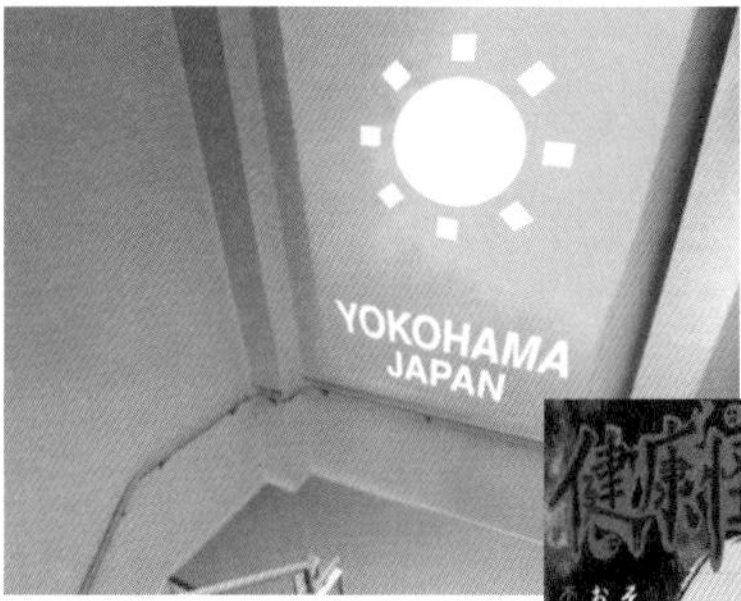
YOKOHAMA
JAPAN

◀ IoT（デジタル）階段
（情報が気になるから、上る）

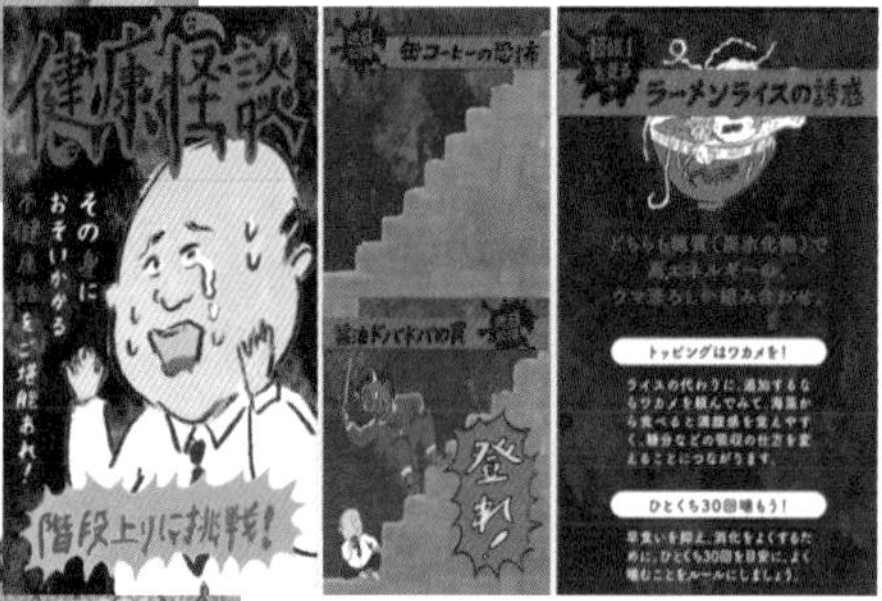
健康怪談
その身におそいかかる不健康話をご堪能あれ!
階段上りに挑戦!
缶コーヒーの恐怖
登れ!
ラーメンライスの誘惑
トッピングはワカメを!
ひとくち30回噛もう!

▲ 4コママンガ階段
（読みたいから、上る）

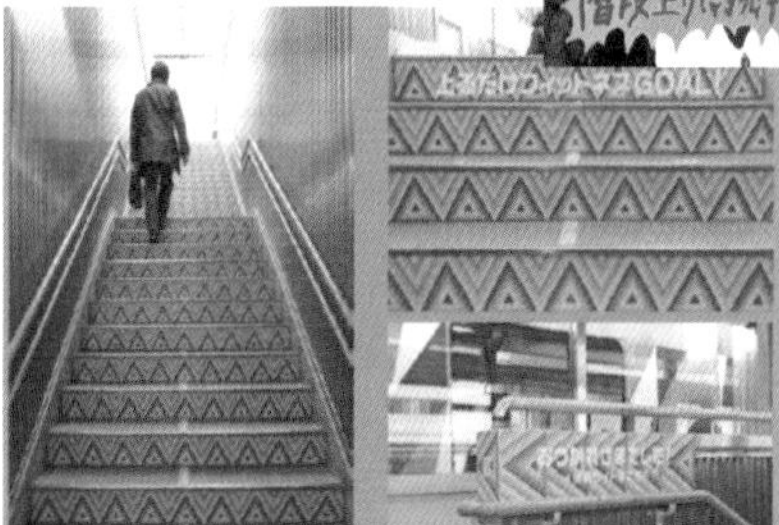

▲ 理性的な階段
（痩せたいから、上る）

▼ トリックアート階段
（見たいから、上る）

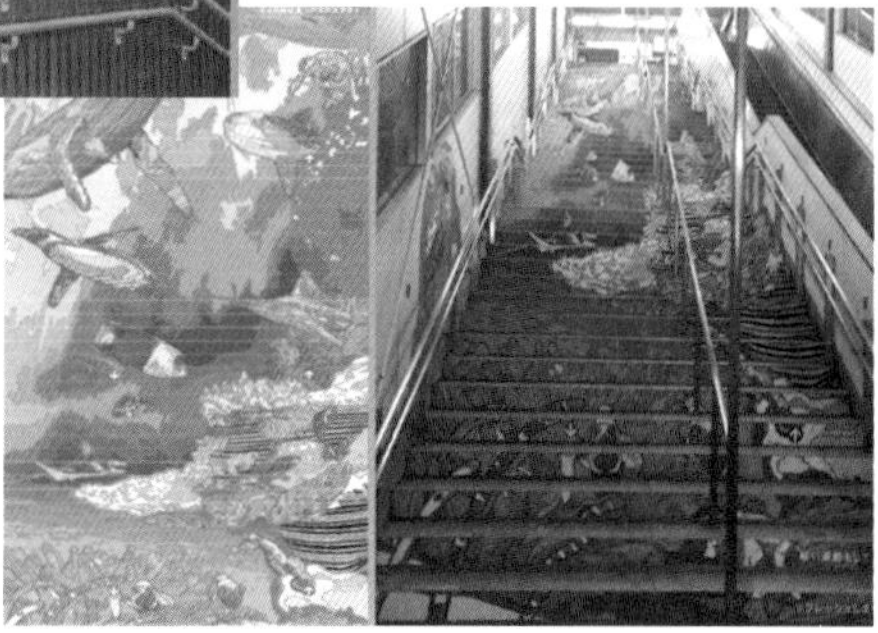

⑬上りたくなる階段ができないか――アナザーステップ・プロジェクト（149ページ）

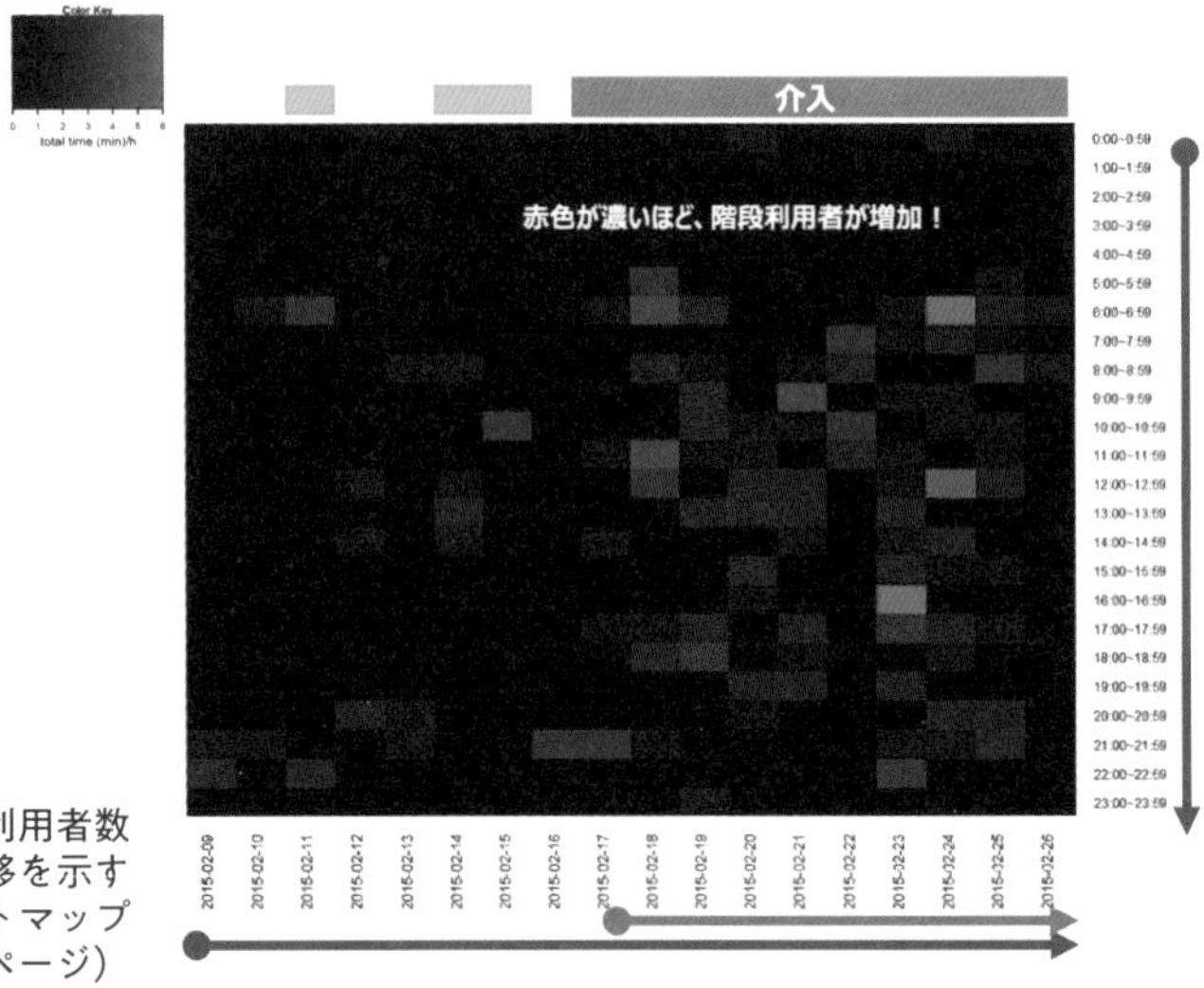

⑭ 階段利用者数の推移を示すヒートマップ（151ページ）

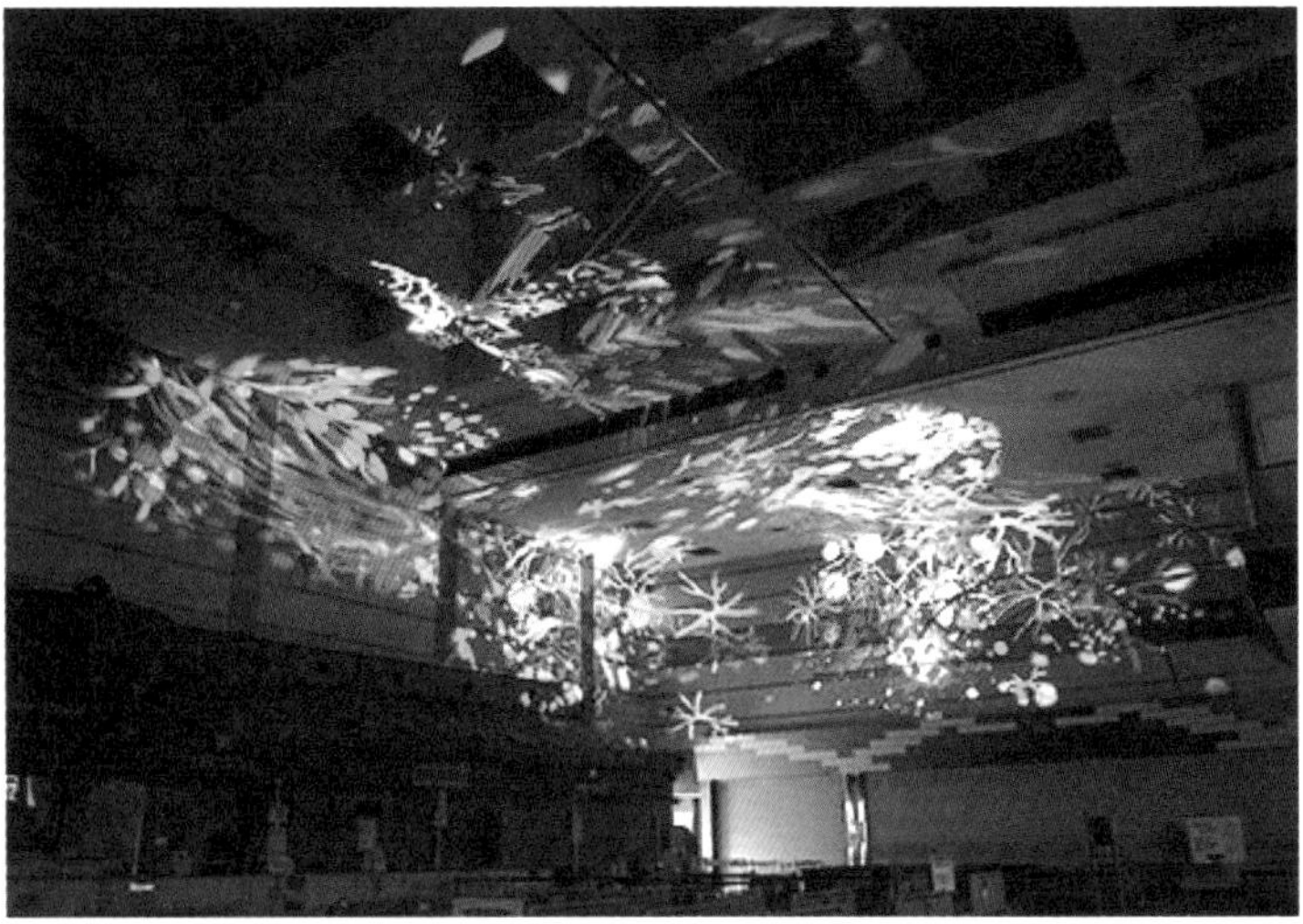

⑮ 横浜市大附属病院で実施した「ナイト・アート・ミュージアム」（153ページ）

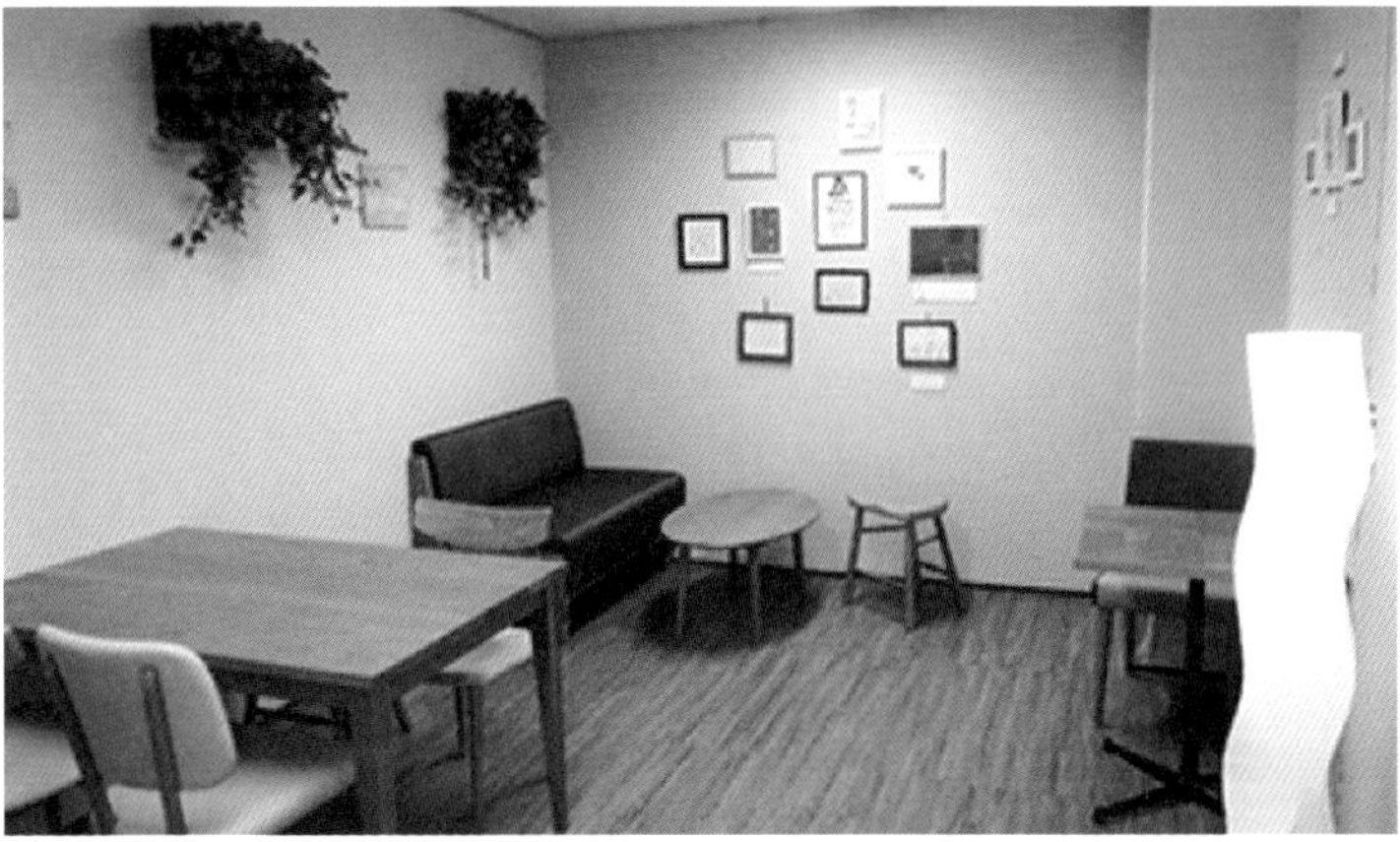

⑯ 病院の休憩室をリラックスの場に——
リフォームを行った病院内休憩スペース：こころまちラウンジ（155ページ）

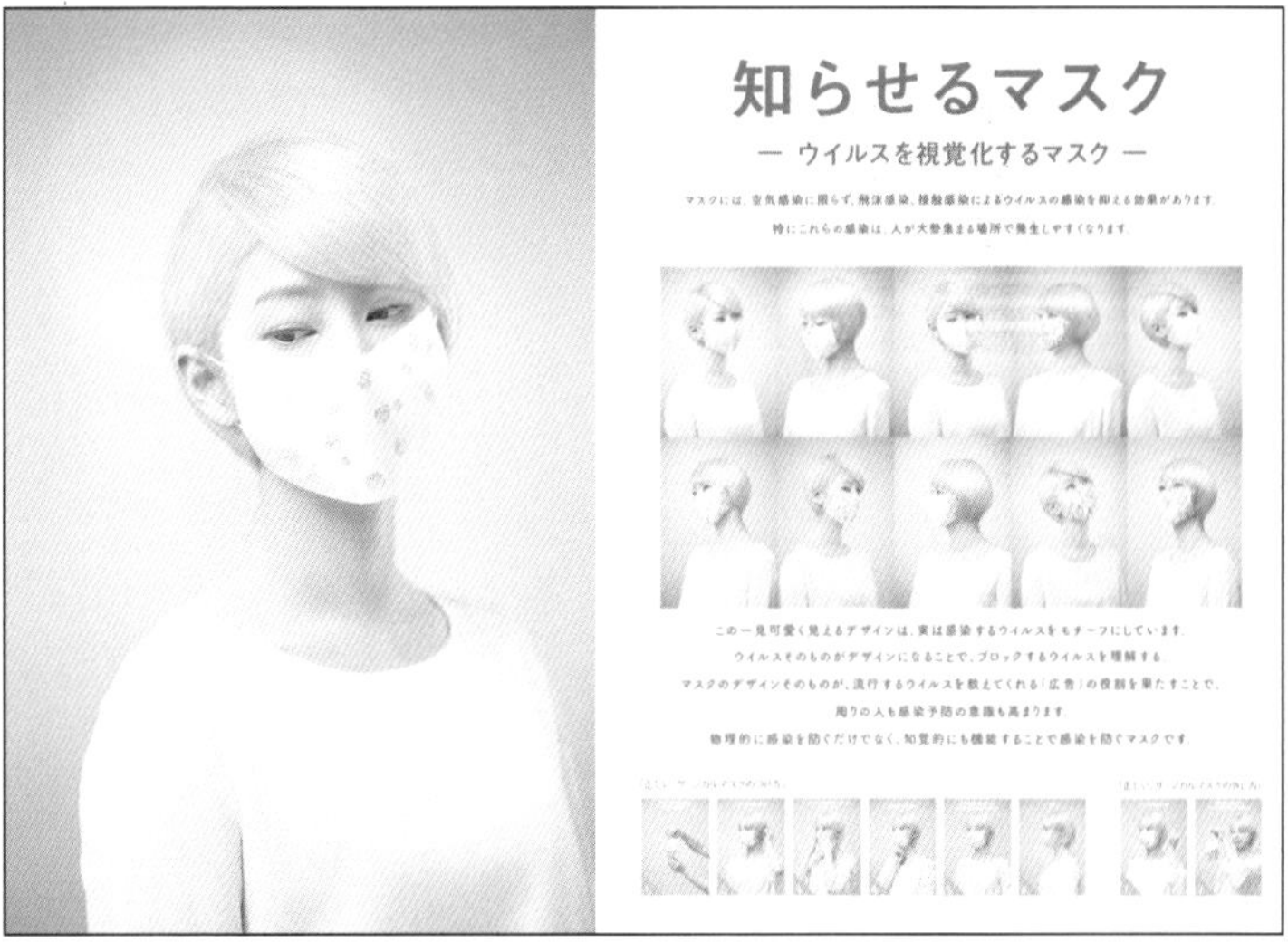

⑰ ウイルスを視覚化する「知らせるマスク」（155ページ）

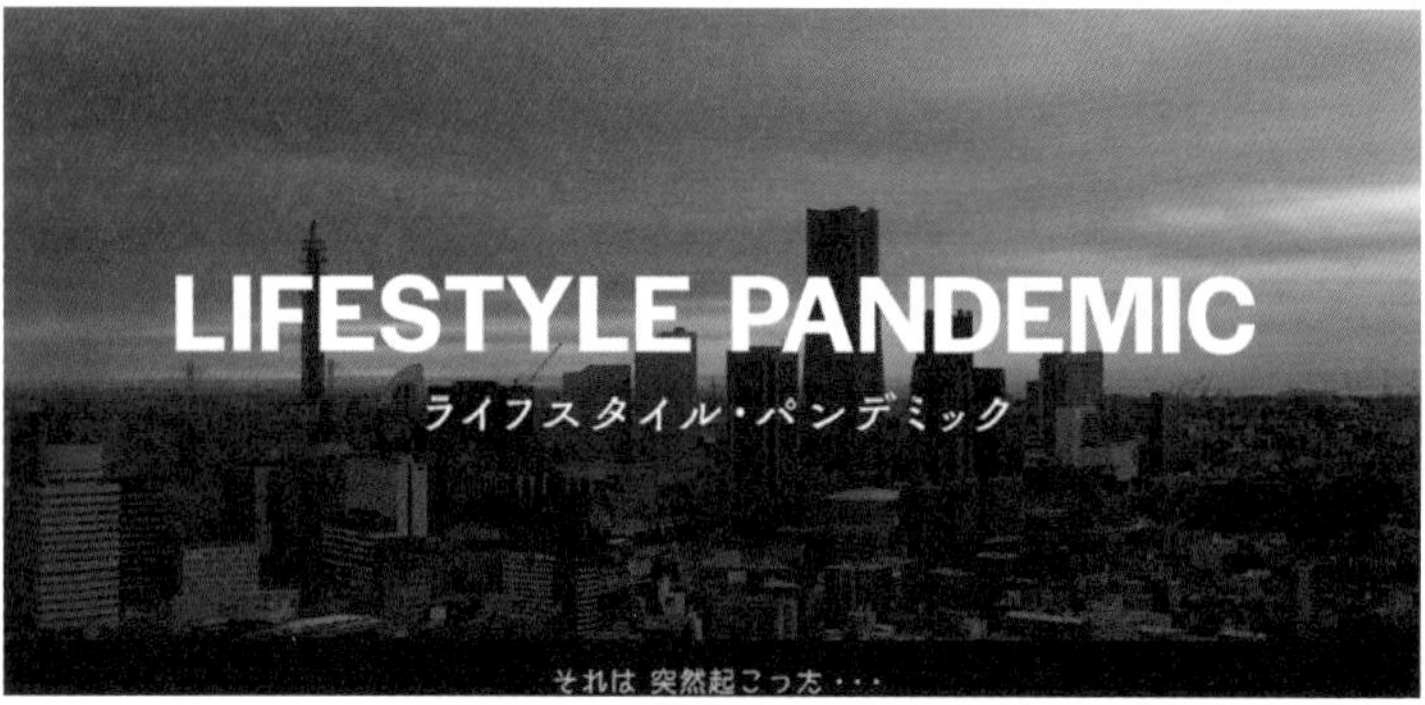

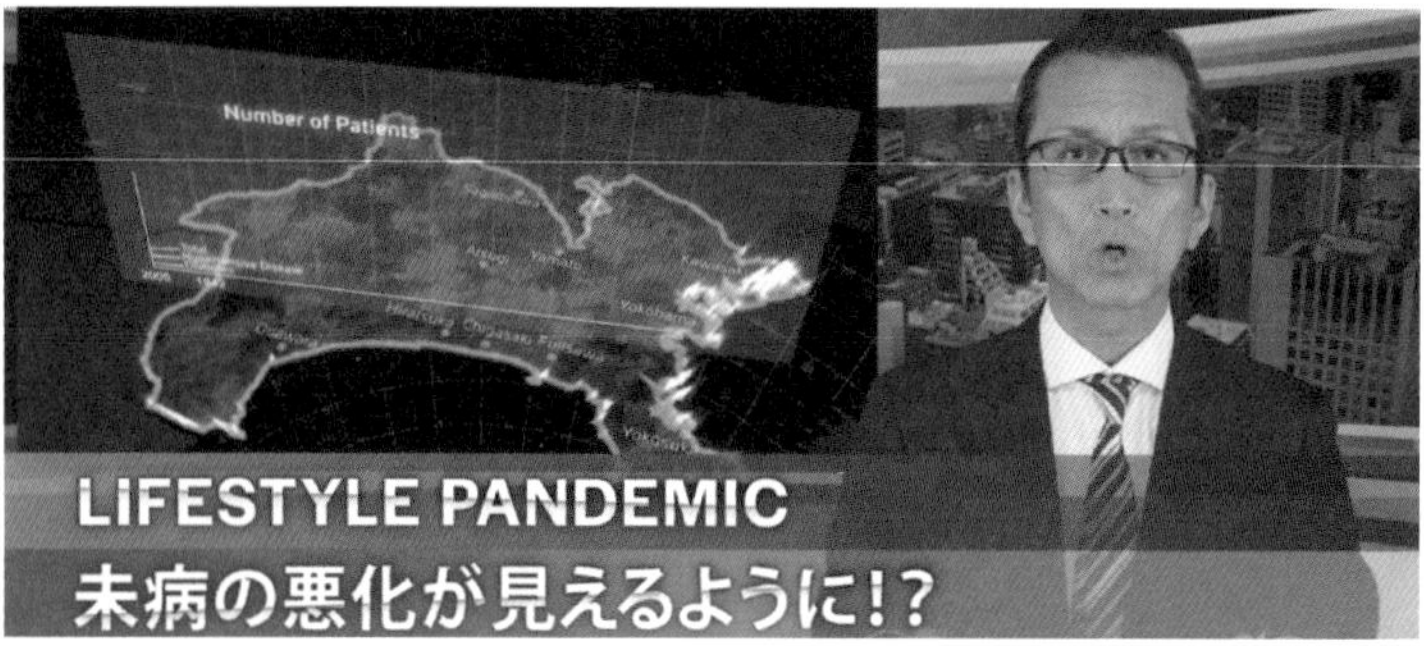

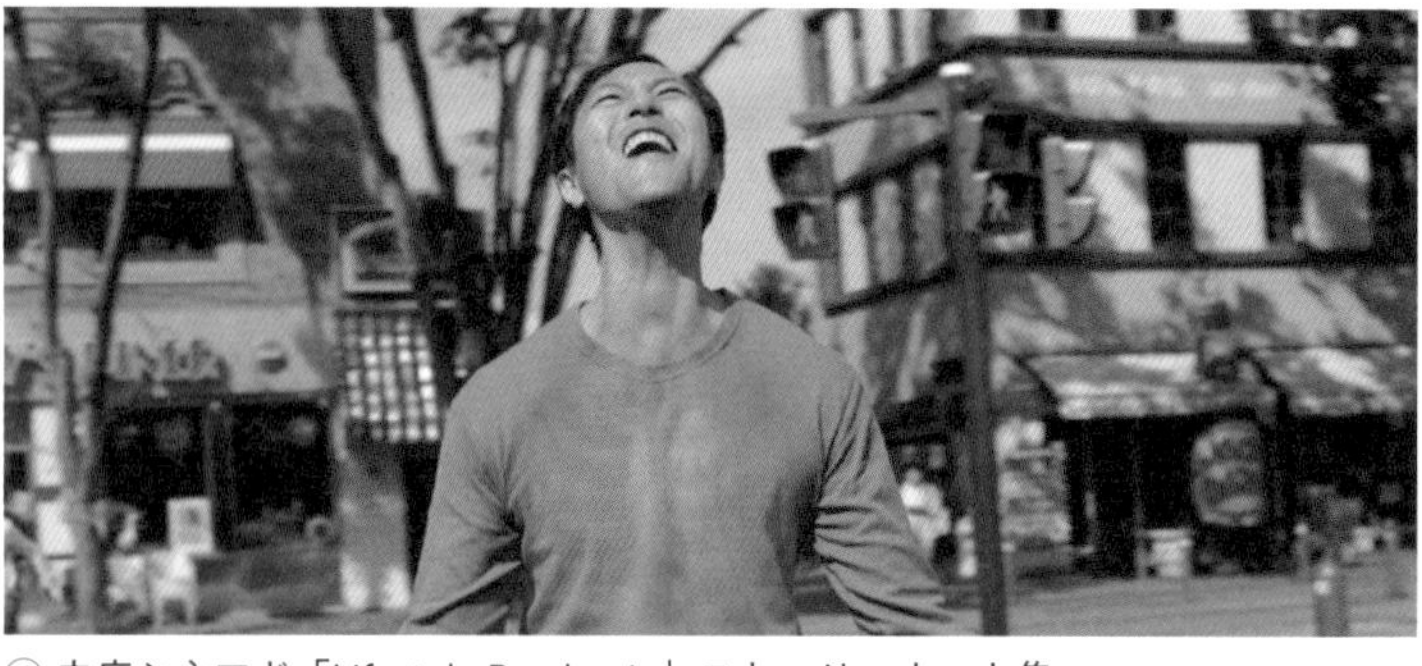

⑱ 未病シネアド「Lifestyle Pandemic」ストーリーカット集
（http://y-cdc.org/news/lifestylepandemic/）（161ページ）

目次

第2章
「人を観る医療」の挑戦
――ストリート・メディカルを考える―― 062

第3章

具体的な取り組み

——ストリート・メディカルXXXの可能性＝未来医療の兆し——　082

第5章 対談 社会に健康をインストールする

――小さな一歩を、大きな一歩に変える――

プロローグ

私は、再生医療研究を行う医師である。普段は、アメリカと日本の研究機関を行き来しながら、どのようにして人間の臓器を再生できるか？　という疑問に向き合っている。最終的には、病に苦しむ人に、健康な臓器を育て、移植を行うことで治療をしたい、という思いとともに研究に励んでいる。

そんな私が、一見、再生医療とは関係のなさそうな本書のテーマで、これからお話することになる、新しい発想に基づく医療、「ストリート・メディカル（Street Medical）」について考えることになった背景には、３つの経験がある。

１つめは父の闘病である。父は当時、30代後半。私が小学校３年生の時だ。夜の８時くらいだったと思うが、小学校６年生の兄と母と夕食をとっていると、電話がかかってきた。私はテレビを見ながら食事をしていたのだが、電話口の母を見ると、急に顔色が変わったことに気付いた。母は、「お父さんちょっと風邪をひいちゃったみたい。だから行ってくるね」という。それから父とは、半年くらい会うことができなくなった。

その翌日から、私の家には祖母と祖父が来るようになり、また叔父や叔母も交代で来てくれ、私たちの世話は主に祖母がしてくれるようになる。祖母からは「勉強していい成績を取って、医学部を目指せるくらいになったら、お父さんもすぐ治って、帰ってくるよ」などといわれたのを覚えている。

それから半年ほど経ったころ、いきなり母から呼び出され、あるホテルに行くと、母が泣きながら迎えてくれた。当時は携帯電話などなく、それまでほとんどコミュニケーションはない状態。母は「お父さん、ダメかもしれない」と泣き崩れるのだ。「脳出血で、生きていられる確率は10パーセント」といわれたと。さらに「出血したところが悪く、助かったとしても、もう普通の生活はおくれない」と。

ホテルの部屋でそういうことを母からいわれ、その後、父の入院する病院に向かう。面会謝絶の札がかかる暗い病室の入り口にある小窓越しに半年ぶりに見えた父の横顔は、まったくの別人だった。もともとはかなりがっちりした、ふくよかともいえる体型だったのだが、頬はこけ、髭が伸び放題。とても生きているとは思えず、「あれは何だろう」と思ったのを覚えている。

幸いだったのは、父が倒れた現場が病院に近く、すぐに初期治療をやってくれていたこと。そのおかげで、結果的には1年ほどで社会復帰でき、今ではほとんど正常な状態まで回復できている。医師のケースレポートとして学会発表されるような、奇跡的な回復といえる。

その経験から、私は2つのことを感じたのである。

ひとつは、母や親族、父の会社の同僚の人たちは相当たいへんな思いをしただろうということ。私も、父が亡くなっていたら進学どころではなく、今の自分はなかったかもしれない。つまり、1人の患者の命を救うことの大きさを感じたのだ。

もうひとつは、父がなぜ倒れたのかを振り返ってみて感じたことである。父は医者が嫌いだった。医療機関に行きたがらないし、医者から何をいわれても、あまりまじめに受け取ろうとしなかった。例えば当時、最高血圧が200近くもあったが、薬をちゃんと飲んではいなかった。しかも、今ではそんな働き方はできないと思うが、ふだんの帰宅は午前2時くらい。それでその朝の6時には家を出るような生活をしていた。健康診断でいろいろ問題が指摘されているのに、それをきちんと考えることもなく過ごしていたのだ。

ふだんの生活のなかで調整できた部分、そういうコミュニケーションをするタイミングが、本人はもちろん家族として、あるいは会社としても、いろいろあったと思うのだ。医師との信頼関係の問題、会社で働く時間のあり方、上司とのコミュニケーション、いろいろ本人の健康問題に介入できるポイントがあったと。

父のような命の問題について、ふだんの生活、あるいは人生のような大きな視点で、医師として介入できることがあるのではないか。そういうことを感じさせてくれる重要なケースだったと思う。広告の世界ではタッチポイントという言葉があるが、もっと身近なタッチポイントでできる医学があるはず、という自己体験が、私が「ストリート・メディカル」を考えるに至った発想の原点でもある。

2つめの経験は、私が医学部最後の学年でアメリカに留学していたときのケースだ。原発性胆汁性肝硬変という難治性の肝疾患があり、状態が悪くなるともう移植しか方法がない。肝臓の移植には、生体肝移植という方法もあるのだが、人によってはこれができないケースがある。そうなるともう脳死の人からの移植しか治療の方法がない。

私が渡米してニューヨークで最初に診たのが、日本人の生体肝移植適用のないこの原発性胆汁性肝硬変の患者の方だった。小学校の先生をされており、ご家族が募金を集めて渡米し（渡米すること自体かなりのリスクなのだが）、幸いアメリカで脳死のドナーが見つかり移植を受けることができたというケースだった。

私は当時、多少手術の手伝いはできたが、まだ学生だったので、主にケアをするのは患者のご家族だった。過去に自分が患者の家族だったことがあるからなのだが、私はできる限りそのご家族に寄り添おうとした。それが医学生としてできることなのかなと考えた。言葉も通じない異国ではそれがとてもありがたかったようで、結果的にそのご家族とかなり親しくなり、今でも交流は続いている。

そこで気が付いたのは、患者のご家族のほうから、当時医学生であった私に強く感謝をしてくれているということ。今でも「あのときにいてくれて、本当に助かりました」といってくれる。

もともと私が肝臓の研究をすることになったのも、その患者さんとの出会いがあったからなのだが、その研究についても支援を申し出てくださる。ちなみに、その患者さんは今は回復して、普通の生活をおくっておられる。

ともかく当時、私はその人のケアをしながら、ちょっとした違和感を持っていた。それは、なぜ患者の周辺にいる人たちの治療・ケアという概念がないのか、彼らも治療の対象としてとらえることができるのではないか、ということである。病気の種類にもよるが、患者の家族は精神的にも肉体的にも疲弊し、病的な状態になってしまうものだ。そこをケアするしくみを考えないといけないのではないか。病院のなかでは診るべき対象が限られすぎているのではないかと思ったのだ。

患者の周辺の人たちをケアすることの大切さ、これこそ今の医療では十分に認知されていない範囲であり、可能性を広げられる要素かもしれないと感じたのである。その後、実際に継続して取り組んでいることのひとつに、患者の周囲のケアを病院の環境に取り込むことがある。例えば小児科であれば、難病のケースではお父さん、お母さんがつききりになる。それによって離婚に至ることとすらある。そうなると、患者の兄弟姉妹のケアはどうするのか。そういうところに発信できる治療概念はないかと考える。あるいは、認知症、脳卒中やがんなど、治療の期間がものすごく長いものでは、それだけ患者の周囲に与える影響も大きくなる。そういう部分を中心的にケアするしくみが必要だと感じたのだ。これも、アメリカでの経験から今の取り組みにつながっていることである。

大学の医学部では、1年、2年と勉強をしていく過程では当然、命の危機に瀕している場合の対処法を学んでいく。しかし、それよりも前、つまり命に関わる事態に直面する以前に何をすべきか、ということは学べなかった。例えば喫煙の問題。喫煙がどのようにがんを誘発するのか。どれくらいのリスクがあるのか。そういうことは熱心に研究されており、数字としてエビデンスが出され、医学生も学ぶ。しかし、どうすれば喫煙本数を減らすことができるのか、やめることができるのか、そういうことについて学ぶことはない。

そこで、もう少し生活者寄りというか、患者になる前の段階で医師が介入できることは何かを考えていた矢先に、3つめの経験として起こったのが「妊婦たらいまわし事故」だ。2006年に妊婦が出産のため入院した病院で陣痛誘発剤を使って分娩をしようとしていたところ意識不明になり、その後、対応できる医療機関への搬送が必要と判断されたのだが、病院をたらいまわしにされたという問題である。連絡を入れた病院から次々、受け入れを拒否される。拒否が19件も続き、最終的に受け入れられた病院で脳内出血と診断され、緊急の手術と帝王切開が行われ、お子さんの出産はできたのだが、妊婦は約1週間後に亡くなってしまう。通常、お産で亡くなることはまずありえない。それで裁判にもなり、大きな社会問題になったケースである。

実はこの事件にも、コミュニケーションという視点から指摘できるポイントがある。おそらく当の妊婦の命を救うことはできたと思われるのだ。地域にもよるが、まず前提として、無料で妊婦検診を受けることができ、かかりつけの医者をもつことをすすめるというしくみがある。経済的事情、家庭の事情などでなかなか医者に行けないという人は、決して少なくない。しかし、そのしくみを使って、かかりつけ医がちゃんと診断していれば、こういうケースでも、命を救うことはできるのだ。

この妊婦の場合、高血圧のようなものを合併しており、ハイリスク分娩というものに相当するケースだった。ハイリスク分娩は一般的な病院では対処できない。医療機関側にかなりの準備が必要で、ちょっと手が付けられない状況にまでなってしまうと、受け入れることができないのだ。それが原因でたらいまわしにされたというのが、この問題の本質でもある。ハイリスク分娩の可能性について適切に診断、フォローした上で対応していれば、この女性の命を救うことはできたのである。

当時、大学の産婦人科の教授は、「どんなにハイリスクの分娩であっても救う手段はある。それへの対応は医療的に可能である」。そして、「つまるところ、医療に関する制度が知られていないところに問題がある。そこをどうするかを考えないといけない」といわれていた。先ほどいったような社会保障のしくみがあることを知っていれば、だれでも医者にかかれるということだ。そういう制度の存在が知られていないなど、社会的なコミュニケーションの課題がここにもあった。しかし、ではどうすればいいかを勉強する場所はなく、そこにもうひとつの課題をすごく感じていたのだ。

そこで私は大学4年生のときに、この問題にフォーカスした「ストップ・ザ・妊婦たらいまわし」というシンポジウムを開いた。このときは、「たらいまわし」というと医者が悪いような響きがあるが実態はそうではないだろうと医療関係者からの反発があったのだが、私は「たらいまわし」という言葉がすでに一般に浸透しており、そのほうが伝わりやすいと考えた。いろいろな調査とも掛け合わせて実施したこともあり、話題性もあることから、NHKやいくつかの新聞に取り上げられ、大きな反響があった。それで私は、「少しは役に立ったかな」と思ったものである。

しかし、その火は一瞬にして収束してしまう。一時的にメディアなどで盛り上がりはしたものの、社会に浸透するには至らず、本当の意味できちんと伝えるというところまでは広がらなかったのだ。どうしたら持続的にできるのだろう、という疑問につながり、今では、「ストリート・メディカル」の発想を活用して、小学校から教えるプログラムを立ち上げたり、本書で扱うような学校としてしくみ化したりすることをしている。またこういった活動の中で、コミュニケーションのプロと組むことが重要と考えたのだ。

以上が、私が本書で扱うテーマ「ストリート・メディカル」に取り組むきっかけとなった3つの事例である。

父の事例は、1人の人間の生活や人生に向き合う必要があるということ。2つめの事例では、周辺にいる人たちを見守るしくみも大切だということ。妊婦の事例では、社会の認識を大きく変えていくことが重要であるということ。

私が直接関わったケースでは、幸いにして命は助かり、回復されている。それが私をやる気にさせてくれているとも思うのだが、結果論で考えれば、「よかったね」で終わってしまいがちである。しかし、結果でなくそのプロセスを追っていくと、医療が介入できるポイントが事前にあったということ。そこで大事になるのが広い意味でのコミュニケーションのやり方ではないかということなのだ。

例えば医師と患者のコミュニケーションに問題があるといわれてはいるが、何も対処できていないケースがほとんどである。あるいは、一生懸命に啓蒙をしている医師もいるのだが、その啓蒙と、患者側が知るということとの間に乖離がある。また、患者に対するケアはあっても、その周辺にいる家族へのケアは、治療の領域としてはあまり認識されていなかった。

こういったことは、私も取り組む再生医療など、最先端の医科学研究がいくら進んだところで、解決は難しい課題であると感じてきた。このことは、コロナ禍において、より広く皆さん自身も認識されたのではないだろうか。だから、このような考え方の取り組みの言語化、概念化を追求していけば、多くの医療関係者がやり始めるようになり、それによって「ストリート・メディカル」の考え方が徐々に広がっていくのではないかと思うのである。

第1章 なぜ医療にクリエイティブなのか？

――求められる新しい医療体系への拡張

ヒポクラテスの時代より明確に定義された医療は、２０００年以上にわたり、病（Disease）を前提にそれらの予防・診断・治療を実現する科学（Science）と実践（Practice）であった。すなわち、遺伝学、薬理学など基礎医学分野でもたらされる科学の最新知見を、外科学や内科学をはじめとした臨床医学分野における実践に還元する、という一連のプロセスを繰り返すことにより、様々な病の制圧が試みられてきた。ところが、わずか１００年程度の間に近代医学がもたらした革命的進歩により、疾病構造が激変するとともに、寿命は大幅に延び、超高齢化社会へ突入するにいたった。

このような変化に呼応して、次世代の医療は、病を診る医療（Medicine for Disease）から、人を観る高次元の医療体系（Medicine for Humanity）への拡張が必要となるものと予測する。すなわち、患者の生命の危機のみならず、人々の生活や人生をも対象とした新たな医療への変貌を遂げると考える。さらに、IT、スマートフォン、モビリティ分野などのテクノロジー革新がもたらされ、人々の行動様式や文化様式も大幅に変容しつつある今、基盤となる科学と実践の大幅なアップデートが必要不可欠となる。例えば、一見関係が薄い人文科学・芸術分野などを含めた多岐にわたる学問が基盤科学を構成することになるだろう。さらに、ファッション、家具や不動産、はたまた、ゲームやアプリなど生活の場での接点をもたらし得る全ての対象が有用な実践技術となり得るであろう。

本章では、病という接点で患者としてのみつながってきた現代医療の存在だけでは、豊かで幸せな日々を送ることが難しくなった時代において、新たな分野との新結合により進化が加速しつつある次世代医療へのシフトについて、その論理的背景から概説する。

1 3つの症例

今あなたの父が脳卒中から重篤な後遺症を患うことになったとしよう。急性期の段階であれば、画像診断等に基づき血栓溶解療法や脳圧保護など内科的治療を、場合によっては外科的治療などを考慮しながら治療に努めるであろう。亜急性期から慢性期であれば、かかりつけのクリニックに照会し、降圧剤等の薬剤処方と定期通院を組み合わせることで再発の予防に努めるであろう。すでにきたしてしまった後遺症については、リハビリテーションプログラムを提供する医療機関を紹介するであろう。これが、我々が学んできた医療に基づく実践である。

しかしここで想像してみてほしい。家族としてのあなたは、それまでの姿とは大きく変わり果てた父を前に、何かできることを求め、奔走するのではないだろうか？　状況を把握するため、インターネット検索に明け暮れる日もあるかもしれない。好きな食べ物やお菓子を携えて、闘病の合間にほんのひと時の喜びを添えようとするかもしれない。不自由な腕を通しやすいよう、サイズの大きな服を買ったり、結び紐のない履きやすい靴を準備したりするかもしれない。些細なことから大きなことまで、あらゆる生活に配慮する日々。

今あなたの子どもが、神経性食思不振症（摂食障害）におかされたとしよう。腕はやせ細り、自傷の跡に溢れ、会話は途絶し、死亡率が10％ともいわれる深刻な病態である。児童精神科を受診するも発症を繰り返す日々。現代の若年層のコミュニケーションの中心であるFacebookやInstagram、TwitterなどのSNS（Social Network Service）を介して、他者の価値観が否応なく流入し、協調を強いられる毎日。

親としてのあなたは血眼になって、あらゆる手立てを講じようとするのではないだろうか。子どもを取り巻くコミュニティになにか介入できないだろうか、と学校などで授業の実施を考えるかもしれない。しかし、SNSとの向き合い方を教育・啓蒙しようにも、私たちはその術を知らない。ある者は、芸能人にその思いを託すかもしれない。ある者は、デザイナーとともに教材開発に務めるかもしれない。ある者は、システムエンジニアとともに、ＳＮＳからの過剰な同調圧を抑えるためのアプリ開発に乗り出すかもしれない。どんな手段であっても、わが子のためと思えば無限の解決策を模索するのではないだろうか。

今あなた自身が、余命半年の末期がんと診断されたとしよう。厳しい抗がん剤治療で、長期入院を迫られる日々。

あなたは、どのような時間を過ごす選択をするであろうか？　自分のため、家族のため、少しでも余命を伸ばすために病そのものと戦うかもしれない。仕事を生きがいにするあなたは、最後のひとときまで職場に立ち続けることを選ぶかもしれない。はたまた、積極的な治療をやめ、ホスピス治療を受けながら残された時間を有意義に過ごしたいと思うかもしれない。どのような選択も、がんによって決まるのではない。あなたの選択によって、決断はなされるはずだ。

いずれの場合も、現代においては極めてたくさんの人が当事者になる可能性の高いケースといえるだろう。しかし、この「病」という文脈が自分の身近に生じただけで、病院だけでなく、あらゆる生活の場で病と向き合う必要性が生じてしまう。

ところが、その多くに答えが用意されていないのだ。それどころか、テクノロジーの画期的進歩がもたらした現代社会においては、多くの患者やその家族は、莫大な選択肢の渦の中から難しい決断を迫られてしまっている。医療が生活の場で意味を持ち始めている、ということは、平たくいえば、こういった状況を指していると考えられる。

2 病の質と構造の変化

「命を脅かす病」と「生活を脅かす病」

まず、医療の定義と成り立ちを確認してみよう。

医療（Medicine）とは、病の予防・診断・治療を実現するための科学に基づく実践であるといえる。その起源は紀元前にも遡るともいわれ、医学の父ともいわれるヒポクラテスが明快な定義を与えたとされている。ヒポクラテスは、現代でも横行している呪術や迷信的な概念を切り離し、実体としての「病」に対して、科学的探求に基づいた客観性を担保した実践の重要性を唱えた。これらをまとめた「ヒポクラテスの誓い」は、現代医学においても学術・倫理の基盤として、医学部では必ず学ぶべき重要な指針として語り継がれている。

注目すべきは、医療がその力を発揮するのは「病」を前提としている点である。突然だが、みなさんは医のシンボル（象徴）をご存知だろうか？　ギリシャ神話に登場する名医アスクレピオスの持っていた杖とされており、今もなお、様々な場面でこのシンボルが利用されているが、興味深いことに、杖にヘビが巻きついたモチーフである点が特徴である。なぜ「ヘビ」なのかといえば、これは破壊の象徴であるとされているからである。そもそも破壊を修復するという概念のもと構築されてきた学問が医療であるというのだ。この破壊に相当するものこそ、現代の医療でいう「病」である。

したがって、医は、そもそも病を前提にした概念であると捉えることができる。これを「病を診る医療（Medicine For Disease）」と呼ぼう。

2000年以上の歴史とともに発展を遂げた「病を診る医療」が対象としてきた病は、主として、外傷や、微生物などが体内に侵入することによって生じる感染性疾患（Communicable Disease）であった。これらに対し、例えば1928年には、ペニシリンという抗生物質が開発されて感染症の一部が抑えられるようになり、毎年2億人が救われるにいたったといわれている。このように、外科学や内科学などにおいて生じた医療技術の画期的な進歩によって、この150年程度の間に生命の危機を脅かす多くの病を克服する方法が次々と開発されたのである。これを寿命の変化として捉えると、わずか100年程度の間の寿命の伸びが劇的であることが伺えるであろう（図表1－1）。このような時代には、病に対して、処置を施す、いわば一対一対応の関係で医療サービスを提供することが一般的であった。

一方で、長く生きることを余儀なくされた私達は、新たな生命を脅かす脅威に直面することになる。すなわち生命を脅かす病の原因が、がん・脳卒中・心筋梗塞など疾患（WHOによると、Non-Communicable Disease：NCDsと総称する）が主たるものへと変貌した（図表1－2）。

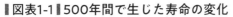

図表1-1 500年間で生じた寿命の変化

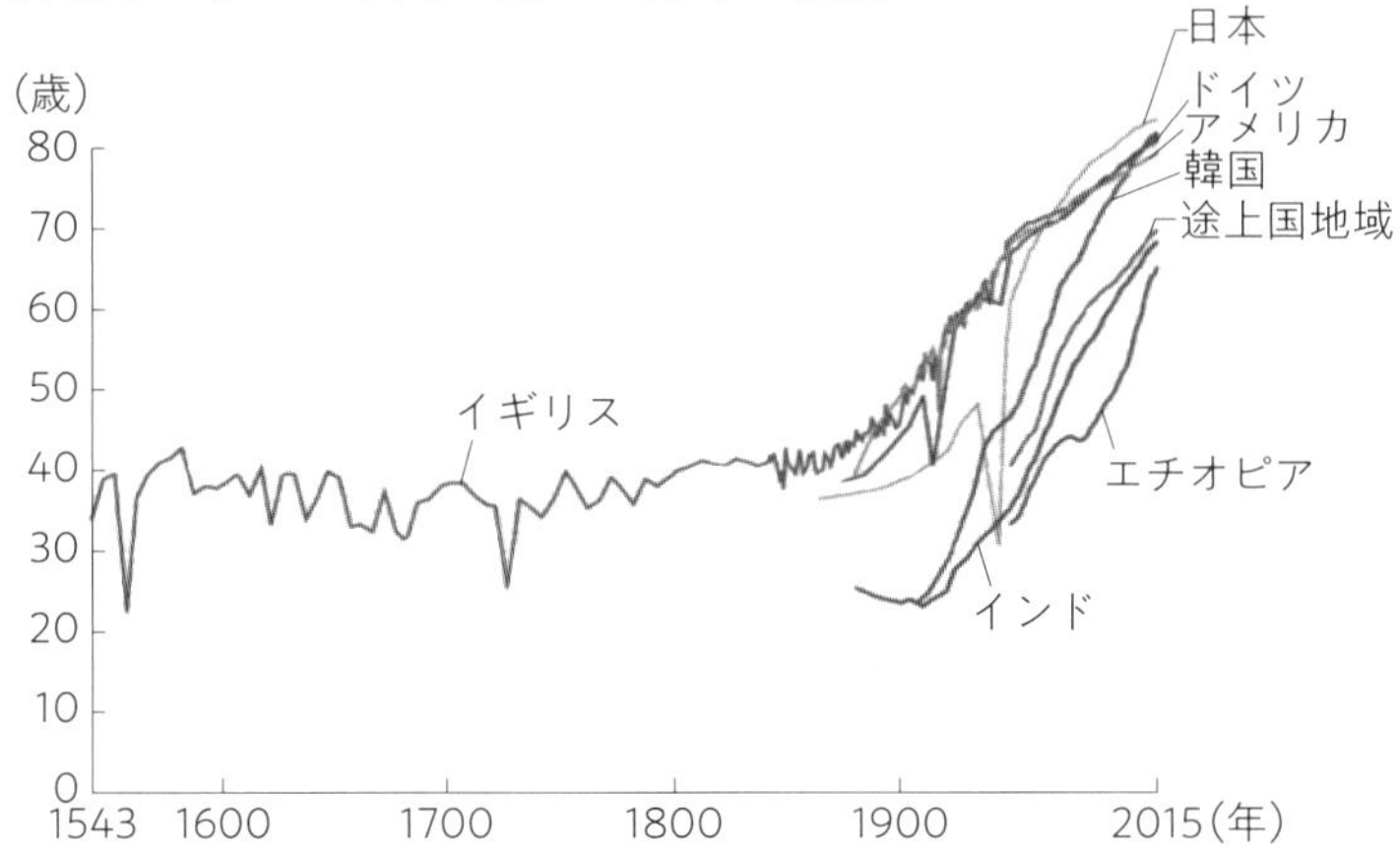

変化はそれだけにとどまらない。じわじわと時間をかけて人の身体を蝕んでいく高血圧・糖尿病などの生活習慣病、自殺などを含め精神に関わる病や、記憶障害を伴う認知症性疾患など、日々の生活に不自由をきたすような疾患についても増え続けている現状だ。さらに、新型コロナウイルスや、多剤耐性菌の出現を始め、予防・治療困難な新興・再興感染症と呼ばれる感染症(Communicable Disease)の脅威も、時折、人類を脅かす状況が生まれている。

お気づきのように、命のみならず、生活をも脅かす病が出現した。さらに、その両者が幾重にも折り重なった状態、医学的に表現すれば、複数の既往症や合併症が共存する人が急激に増えている。これは、寿命の延長・高齢化という視点で考えればごく自然なことであり、例えば、年齢が高まれば高まるほど合併する病の数は増えてくるという統計データも存在する。したがって、とても1対1対応で治療

図表1-2 感染症から非感染症へ

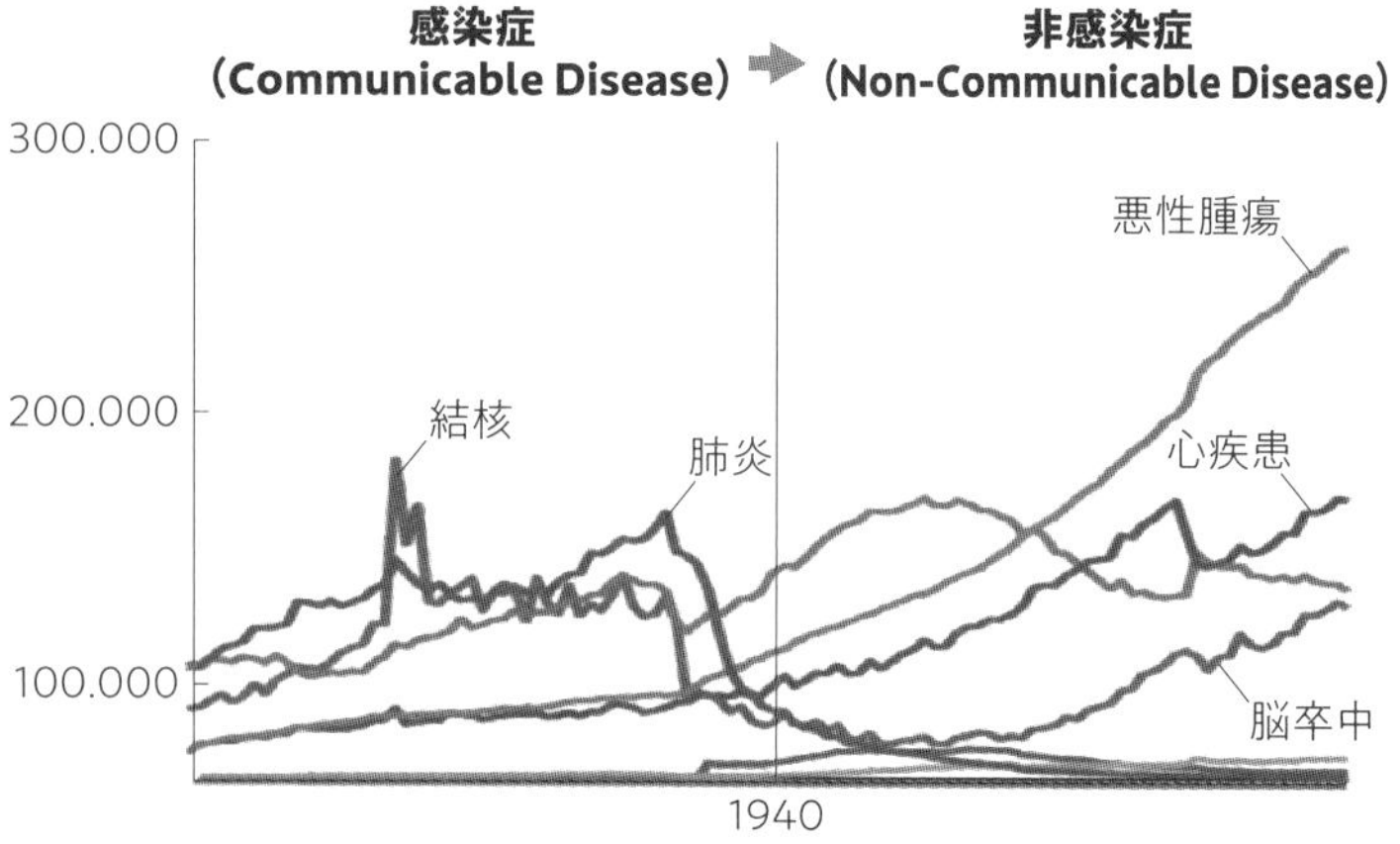

が完了するような状況にはない。

まとめると、これまで2000年以上もの時間をかけて感染症や外傷などに対応すべく進化を遂げてきた医療が、わずかな期間で、「**命を脅かす病**」が質的に全く異なるものに変化したばかりか、「**生活を脅かす病**」が複雑に絡み合う構造へと大変貌を遂げたのである。

複雑化、長期化する病の要因

もう少し詳しくこの変化を考察してみたい。

例えば、感染においては、微生物という明確な原因に対して対処法が規定されているために、このような病のケアにおいて医療が果たす役割は、投薬等の医学的介入がそのすべてであった。細菌感染が生じてしまった場合には、抗生物質を処方することが有効だし、ウイルス性感染症であれば、抗ウイルス薬を投与することが一般的である。予防という観点では、ポリオワクチンに代表されるワクチン摂取が有効であるから、いまなお多くの人々に摂取が義務付けられているわけである。もちろん、新型コロナウイルスのように治癒が困難な感染症も未だに存在するのだが、いかにして微生物を排除するのかという明確な目的を設定できるから、新たな治療開発を目指す最先端の医学研究も、比較的解決の方向性が見えやすい。

一方、現代に増えている疾患の多くは、おしなべて発症プロセスが極めて長いという大きな特色がある。生命の危機に至り症状が明らかとなるまでの時間軸がとてつもなく長い。さらに悪いことに、生命の危機に瀕した場面で、医療がなせることは極めて限られてしまう。例えば、最も頻度の多い疾病のひとつである脳卒中が生じた場合には、発症からの時間が短くない限り、患者自身の自己回復を待つための補助的な治療が中心となり、それらの多くは対症療法となる。

冒頭にも述べたとおり、WHOは、これらの疾患のシフトの大枠を捉えるべく、不健康な食事や運動不足、喫煙、過度の飲酒などの原因が共通している点に着目し、生活習慣の改善により予防可能な疾患をまとめて「非感染性疾患（NCDs）」と呼んでいる。このように、現代社会が対峙する疾患群においては、生活のあらゆる側面が誘引となるため、原因をひとつに帰着させることが難しい。裏を返せば、これら多くの疾病においては、近代の医療をもってしても原因を根本から治すことができないのである。

さらに、ただちに生命に関わるものではないものの、生活に不自由をきたしてしまう人も徐々に増えている。喫煙との因果が強いとされる慢性閉塞性肺疾患（ＣＯＰＤ）によって呼吸補助が必要な人、糖尿病等に起因する腎不全によってほぼ毎日の透析が必要な人、脳卒中後の後遺症や認知症等によって介護が必要な人など、日々の暮らしを大きく変えざるを得ない医学的状況もたくさんある。若い世代においても、うつや人格障害、自閉症性疾患など、精神面に大きな悩みを抱える人も激増している。いずれの病気も、自分自身の生活はおろか、周囲の人々にも大きな影響を与えるという特徴があるのだ。

「病を診る医療」から「人を観る医療」へ

ここでもう一度、医療の定義に返ってみると、「病を診る医療」とは、病を前提にした実践であり、検査を、診断を、治療を前提とした体系といえる。しかし、病の質が大きくシフトした現代においては、生命を脅かすという状況のみならず、生活の質が脅かされるという軸を考慮せざるを得ない状況が生じているのである。

学校ではどのように過ごしていたのだろうか、職場ではどのような状況だったのだろうか、趣味や娯楽など余暇を楽しむことはあったのだろうか、家族や大切な人間関係は存在したのだろうか、衣・食・住環境はどのような状況だっただろうか。これらすべてが、予防・診断・治療を左右する因子である。

このような現状を踏まえると、医療はその定義を見直す必要があると感じられないだろうか。

すなわち、生命の危機を脅かす「病」を診るのみならず、病の有無に関わらずひとりの人間を、ひいては、日々の生活や人生までをも観ることが新しい医療の使命となっていくのではないかということである。いいかえれば、病だけではなく、人間そのもの（Humanity）を扱うことが、医療の本質となると考えられないだろうか。

ここに、重要かつ、極めて大きな宣言を述べたい。

「病を診る医療」から、人を観る高次元の医療体系（Medicine for Humanity）へ

我々は、目標を大きく拡張させる必要があるといえないだろうか？

3 テクノロジーの激変

IoTで変わる医療

202X年、医療産業は激変している。デジタル・メディシンと呼ばれる治療薬が一般化。飲み忘れ防止機能や、患部のモニタリング機能により、薬を飲んでいない・薬が効いていない患者はアラートを受けることができる。入院病室の天井には、ホログラム機能の実装により離れた場所からでもリアルタイムなコミュニケーションが可能となり、自宅からでもお見舞いが容易になる。輸血や輸液バックに実装されたデバイスによって、需給バランスはライブでモニタリングされ不足のないロジスティクスが組まれた。メスなどの手術器具には、加速度・圧センサーが内蔵

され、動きに合わせて光を活用した最善な切開線インジケーター機能が実装される。難易度の高い手術の際には、術野のライブモニタリングを活かして、複数の外科医のコンサルテーションを得ながら、ハプティックを活用したガイダンス機能により経験の少ない医師でも安全な手術が可能になる。

上記の事例はどれも、モノのインターネット化と呼ばれるＩｏＴ（Internet of Things）技術を活用した可能性の妄想である。２０２０年代にこのような未来が医療の現場に来る可能性は低いのかもしれないが、ＩｏＴを核に、技術的には大いに実現可能と思われる。ＩｏＴは、新たな産業革命（Industrial Revolution 4.0）を牽引する中核になるともいわれ、医療以外においてはすでにその片鱗が見え始めている。

あらゆる生活が更新されることが予測されるＩｏＴ時代において、テクノロジーの統合的活用を実現していくためには、研究開発の体制を変化させる必要がある。例えば、これまで多くの企業や大学では、技術や製品を生み出すことを目的とした生産活動、すなわち「モノづくり」を行ってきた。わが国から生じた最も代表的な成功事例が、自動車である。

しかし、ＩｏＴの登場とともに、社会からの要請は、モノを使ってこれまでにない生活やサービスを生み出すこと、すなわち「コトづくり」に力点が移ってきている。例えば、トヨタが自動車の会社からモビリティの会社に変化していくことを宣言し、ＭａａＳ（Mobility as a Service）という言葉を発信したのは記憶に新しい。これはトヨタが、自動車というモノづくりの会社から、コトづくりの会社への大転換を図ることを意味する。すなわち、目的地までの移動手段をサービスとしてとらえ、多様なサービスを組み合わせてワンストップで提供する会社へと移行するというのである。

加速する変革スピード

モノづくりの時代において、例えば新しい製品を考える仮説生成段階において中心となるプレイヤーはひとつであることが多かった。これを前提に、実制作の段階において異分野の技術が付加的に足し合わさることで相加的・付加的な連携（inter-disciplinary）が取られてきた。

しかし、IoTを核とするコトづくりの時代においては、仮説生成段階から異なる領域の職能集団がより密接にリンクすることが必然となる。すなわち、仮説レベルで価値を創造していく段階から、全く異なる技術がより密接に掛け合わさることで相乗的な、かつ不可分な連携（integral-disciplinary）が必要になると推測する。このため、異分野の専門家が同じ屋根の下で生産活動を行うことになると思われ、実際、シェアオフィス、コワーキングスペース、コインキュベーション等が高い付加価値を帯び始めていることも、これらの変化に関係しているかもしれない。

これに呼応して、様々な業界で組織におけるマネジメントのスタイルにも変化が生じる。これまでとは真逆、すなわちボトムアップ型になり、その成功確率についても予想がますます困難になるであろう。したがって、スタートアップ等の小回りがききやすい集団の果たす役割は大きくなり、高速に小規模な概念実証を繰り返すことが重要となる。大手製薬会社等において、自社R&D機能を縮小し、スタートアップ企業や大学に新たな製品のシーズを求める傾向が強くなっていることも、このような兆候といえる。こういった開発のプロセスの特徴として、一度突破口がみつかると実装が加速するという点がある。したがって、ますます変革のスピードは速くなるばかりだ。

求められる医療の新たな連携

一方で、医学部の状況を考察してみよう。

上記のような産業構造の激変とは最もほど遠いところにあることは想像に難くない。概して(一部の研究者を除き)、医学部は医師のみからなる超均質集団であり、異分野との連携も、薬学や工学など一部の理系学部とのそれにとどまっている。

しかし、健康な人よりもずっと辛く、負担の大きな生活を強いられる患者のことを考えてみてほしい。IoTに限らず、様々なテクノロジーとともに進展する技術が医療の現場に実装されれば、多くの患者を救済することにつながるといえないだろうか?

これらのテクノロジーを医療界にも持ち込み、実装していくためには、あらゆる分野の専門家と密接に連携することで、新たな価値を生み出し、伝えていく活動が必要と思われる。そのためには、医療における他分野との連携のあり方のフレームワークを刷新していくことが必要になる。そして、これらは病の質のシフトによって、必要から必然となった。理系、文系や芸術系などと区分されてきた他分野の専門家がその中心になり、教鞭や研究開発を担っていくことが、ますます重要になる。

4 コミュニティのシフト

ライフスタイルの変化がもたらす新たな症状

ごく最近、蜂窩織炎《ほうかしきえん》という聞き慣れない重篤な感染症に下腿を蝕まれたケースが、私の周りに複数発生した。生命に関わる感染症であるが、幸い病院での緊急的な排膿措置等によって一命をとりとめたのである。共通項にあったのは、シェアハウスをしている人たち、という点であった。もっといえば、清潔度のレベルの極端に異なる人が交錯している環境であり、かつ、大きな症状はないものの、じわじわと感染症の兆候を自覚していながらも病院を受診しなかった、という点も共通していた。

近年、同様の症状を来す人が増えているという統計もあるが、推測するに、おそらく、医師たちが、「あなたはシェアハウスをしていますか?」ということを問診できていた可能性は皆無に近いであろう。

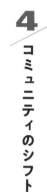

経済成長によって豊かさを獲得するに至ったいま、多くの人々の生活様式や文化様式は、過去のそれとは全く異なるものになりつつある。

思い出してほしい。インターネットを使うようになったときのことを。コンビニを利用するようになったときのことを。飛行機や電車に乗るようになったときのことを。携帯で音楽を聴くようになったときのことを。スマートフォン（スマホ）を使うようになったときのことを。

みなさんの日々の暮らしは、大きく変化したのではないだろうか？　なかでも、携帯性・通信性の高いスマホの登場と、即時性・拡散性の高いソーシャルメディア（SNS）によって、人々の生活は一変したといえる。いつどこにいても世界中とつながることができるようになる一方で、否が応でも属しているコミュニティの情報は流入してきてしまう。「ググる」という言葉に代表されるように、見知らぬ人であっても、実名さえわかれば何者かを調べることもさほど難しくない。テレビやラジオに至っては、すでに過去の技術、という感覚ですらある。

例えば病にかかった際にも、すぐにウェブサイトを調べれば知りたい情報を得ることができるし、薬を処方されれば、どのような意義や危険があるかもすぐに把握できてしまう。必要があれば、極めて専門性の高い情報にも容易にアクセスが可能になった。これにより、誰でも比較的確からしい選択をする環境が整いつつあるため、かえって医療に関しても、選択肢の幅が多いことがストレスになってさえいる。

ネガティブな側面も無視できない。例えば、極めて深刻な現代的現象に「ウェルテル効果」を挙げることができる。これは、メディアの自殺報道に影響されて自殺が増える事象のことを指す。さらには「SNSうつ（鬱）」や「インフォデニック」という言葉に示されるように、他者からの同調圧やストレスを受けるチャネルが膨化してしまったがために、特に若年層を中心に精神面での負担に苦しむ人が増えてきてしまっている。

生活と価値観の変容の先にあるもの

こと医学においては、このような目まぐるしい変化への対応は遅れがちになる。情報の共有という観点で見ても、例えば、なぜかカルテを見ることは容易ではない。自分の情報にもかかわらず、カルテなどをはじめとした医療情報は極めて秘匿性が高く、不必要に公開されるべきものではないとされてきたからである。したがって、むしろ、いかに情報を他者から断絶するかという点、すなわち、プライバシーの確保が重要命題となってきたため、ソーシャルメディアによって変革する人々の生活の変化と逆行するベクトルが根底に存在する。

しかし一方で、超高齢化とともに介護・福祉体験のノウハウをいかに共有できるか、という点が求められ始めている状況もある。例えば、認知症患者や、後遺症を患った人のケアは困難や苦労と隣り合わせである部分もあり、ケアをする側の人たちをどうやってサポートし、明るいものにしていくか。そのためにも、体験や資源の共有は重要な視点である。このような、二律背反状態をいかに解消していくのかということは、これからの時代に託された挑戦でもある。

また、このようなテクノロジーの進歩によって実現されつつある他者の価値観との接続は、家族のあり方すら変容させつつある。戦後の貧しい時期を凌ぐために必然だったともいえる大家族制から、経済成長とともに生じた核家族化へのシフト。近年のSNS等の成長に伴って、オンラインサロンやシェアハウス・オフィスなどが登場。ますます目的やビジョン嗜好型のコミュニティが広がりを見せている。より強固に目的意識やビジョンを共有する同士が一部のプライベートの時間をともにする「拡張家族」と呼ばれる新たな帰属コミュニティも出現している。よりローカライズ（集約化）されながらも、今までにないレベルのダイバーシティ（多様化）が担保された、いわば、「進化型・村社会」ともいえるコミュニティなのかもしれない。

新型コミュニティの出現と切っても切れない関係に、サブスクリプションやシェアリングエコノミーという独特の経済圏が急速に増えていることも挙げられる。EコマースのAmazon、不動産におけるAirbnb、自動車におけるUBER、ニュースメディアのNewsPicsなど、モノやサービスについても、その利用様式は刷新されつつある。

すなわち、コミュニティにおける価値や評価に基づいて、自動車、不動産、飲食、娯楽などをはじめ様々なモノやサービスを選択し、購買する時代へのシフトが生じている。生産者の観点からは、真に質が高く、価値のある製品を提供するよう選択圧が働くようになり、消費者の観点からは外れのない生活のインフラの利用の仕方ができるようになりつつある。つまり所属するコミュニティの価値規範に依存して製品やサービスの淘汰や選択がなされる時代に突入したといえる。

仕事の現場においても、コミュニティの変化が生じている。最近、（複数の組織で）たくさんの肩書を持つ人を目にすることが増えたが、終身雇用型から、副業や兼業をはじめとした制度設計の変化によることが大きいようだ。根底にあるものとして、人材雇用・採用の考え方が、所属している組織への適応能力よりも、個の能力の最大化に力点が移りつつあることが指摘できる。すなわち、個人のモチベーションや実績などが容易に可視化されるようになったことによる組織マネジメントへの影響があるからではないだろうか。また、ノマドワークやコワーキングのスペースも急増した。それはすなわち、従来のコミュニティの希薄化、さらには、コミュニティ間の接続という現象が生じていることを意味する。

こうして人々は様々な生活・文化圏において、機能や付加価値に基づいてコミュニティを自由、柔軟、かつ積極的に選択できるようになった。このような状況変化によって帰属するコミュニティが複雑化した結果、今までは交わることのなかった人達が交錯する可能性が高まっている。

社会の変化が浮き彫りにする医療の課題

少し医療に話をもどすと、冒頭の事例も、ある種、新たなコミュニティが出現したことによる側面が強いともいえる。しかし、医療はこのような状況を想像だにしていない。

このような状況下で、新型コロナウイルスの感染拡大も起こったといえよう。中国で発生したといわれるこのウイルスについて、当初は、特に欧米の人々は、アジアで大変なことが起きているぐらいの感覚だったのではないだろうか。しかし、ヒトやモノが効率よく行き交う現代において、対岸の火事はなく、予想もつかない接触可能性が多く存在していることに気づかされたわけである。よく医学部では、公衆衛生という分野での学習において、如何にして重篤で伝染性の高い感染症を効率的に封じ込めるか、という趣旨の教育を受ける。しかし、これまでの教科書が想定すらしていないようなコミュニティ、そして生活者の足取りを、医学者たちは想像するのは難しいはずだ。

特に今回の新型コロナウイルスのように、明確な治療法がない新たな感染症が蔓延したときに、医療ができることの限界を多くの人が感じ取ったのではないだろうか。つまり、処方すべき薬や治療方法が確立されていない病を相手にしたときに、これまでの医療が対象としていた範囲が非常に狭かったことを思い知らされた。新型コロナウイルス拡大を抑え感染を予防するために必要とされていることは、ソーシャルディスタンスの確保、小まめな手指消毒、マスク使用など、「人々の日常でのふるまい」である。

むしろ医療の崩壊を止めるために、医療機関の努力よりも、人々の生活での変化が求められているわけである。こうした際に、多くの人は、じゃあどうすればよいのか、という点に、様々な不安や疑問を抱えた（ている）のではなかろうか？　期せずして、日々の行動や生活を変えるきっかけをつくる方法の重要性が明るみになったわけである。

5 変化の加速度

生物が、数十万年もむかし、海から初めて陸に上陸したとき、海水から得ていた塩分の喪失という激烈な環境変化に対応するために、腎臓において塩を再吸収し保持するための機構を創り出し、進化的に選択したといわれている。さらに、数少ない貴重な資源である塩を嗜好する神経回路を発達させ、繰り返し摂取を好む、いわば塩味への中毒性を獲得した。実は、この回路は、コカイン中毒によって利用される回路を使っているという研究成果もある。このように、生物は、非常に長い時間をかければ厳しい環境変化に対しても適応していくことが可能である。

しかし、生物の優れた能力をもってしても、目覚ましいスピードで生じる変化に直面してしまったとき、このような環境適応は仇になってしまうことがある。冒頭の事例で引き続き考えてみたい。塩は、元来極めて貴重な資源であった。給料（Salary）という言葉は、塩（Salt）に起源を持つものであるし、我が国でも「敵に塩を贈る」という諺がある。これは、塩の希少価値が高く、その確保が生存に不可欠な要素であったということを暗に示している。

ところが、この数十年、という進化的に考えれば極めて短い時間に、十分、いや過剰量の塩を容易に摂取できるようになってしまった。これが仇となり、体を流れる血液中に、塩とともに再吸収される水分が過多になり、血圧の上昇につながり、これが現代の病の代表格である心血管疾患の発症につながっているのだ。すなわち、目まぐるしい変化の速さに、私達のカラダはついていけていないのだ。そして、そのために、病の質のシフトが生じているのである。

さて、これまで3つの劇的な変化（病の変化、テクノロジーの変化、生活・文化圏の変化）について考察してきた。最も重要なファクターは、加速度である。すなわち、これら3要素における変化が生じたのは、驚くべきことに、いずれもほんの数年から数十年という極めて短い時間軸で生じたことである。したがって、2000年以上の歴史のなかで長い時間をかけて進歩を遂げてきた医療の既存の枠組みは、激烈な変化についていくための備えがないのである。実際、私自身が医学部で6年間をかけて学んできた従来型の医療においては、その答えを明確に得ることができなかったように思う。

6 医療における4つのパラダイムシフト

次世代医療において予測される4つの主要な価値変化と変化の兆し

今、私達は、激動の時代を生きている。こうした状況を踏まえたうえで、私は、これまでの医療を規定してきた4つの中心的な価値観には否応なくアップデートを求められるものと予測する。すなわち、次の4つの考え方が医療の根底には存在した。

■ **病中心主義**（Disease centered）……病を前提として医療が設計されている。

■ **閉鎖・秘匿主義**（Closed & Isolated）……医療機関は公共性が高いために民間企業との接点が薄く、閉鎖的な存在だったため新たなテクノロジーの導入には大きなラグが存在していた。患者は自らの疾患に関する情報を公開することは少なく、孤立的に病と向き合うことが多かった。

■ **役割分担主義**（Inter-disciplinary）……医学部、薬学部、工学部など独立した異分野が、共同しながら開発をすすめている。

■ **医師（医療従事者）中心主義**（Physician-led）……患者のケアの中心には、医師および医療従事者を起点とする体制が敷かれてきた。

これに対して、現代にもたらされている変化として以下の3つの視点を議論してきた。

○ **病の質**……命の危機を脅かす病気のみならず、生活の質を脅かす病気が蔓延。

○ **テクノロジー**……IT、モビリティ、スマートフォンなど、様々な技術分野においてテクノロジーが急速に進展・普及。

○ **文化・価値規範**……シェアリングエコノミーやSNSなどを通じて、人々のコミュニティのあり方が変化。

このような変化に適応し、さらなる飛躍が求められるこれからの医療においては、①人間中心

図表1-3 医療のパラダイムシフト

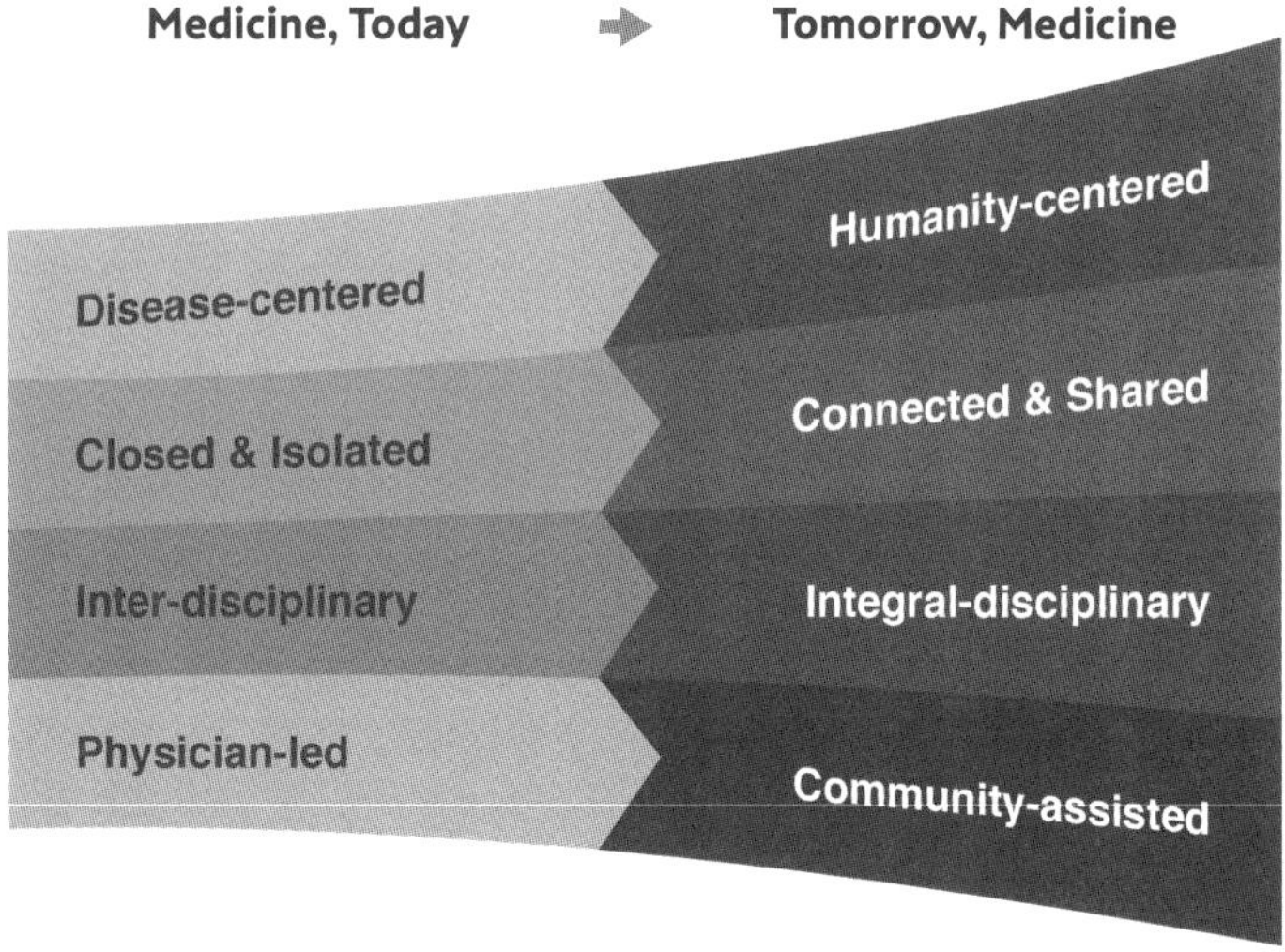

(Humanity-centered)、②共創化・共有化(Connected & Shared)、③異分野積分型(Integral-disciplinary)、④コミュニティ中心(Community-assisted) ——という4つのパラダイムシフトが生じるものと提案したい。

より深掘りすると次のようになる。

①人間中心（Humanity-centered）……個別の疾患よりも、むしろ、人間らしさ（ヒューマニティ：Humanity）の回復を目的とした医療がなされる。

■変化の兆し例：外来化学療法（仕事等をやめることなく、抗がん剤による治療が可能）、腹膜透析（血液透析のように頻繁の通院が不要で、夜間就寝中の透析が可能）

②共創化（Connected）&共有化

（**Shared**）……医療機関は、民間企業との共創が一般化し、世の中のテクノロジーをより積極的に取り入れるようになる。正しい情報や有益な患者体験が共有化され、孤立した患者や家族を生み出さない仕組みが形成される。

■変化の兆し例：院内におけるカフェ、コロナウイルスですすむオンライン診療・処方、Yahoo! 知恵袋、メディカルノート

③**役割共有型**（**Integral-disciplinary**）……医学・理学・工学・薬学・農学などが対等に共同するのではなく、ヒューマニティを基軸とした統合的な取り組みが増大する。さらには、メディアやアート、デザイン、ＡＩ・テクノロジーなどより広い文化的な規範がヒューマニティを軸に、互いに掛け合わさり（積分され）、共創する。

■変化の兆し例：アート処方、ＶＲリハビリ、３Ｄプリンターによる人工呼吸器・フェイスシールド

④**コミュニティ中心**（**Community-assisted**）……健康は、医師主導のもと自己管理という考えから、家庭・職場・学校・医療機関など所属するコミュニティが責任を持てる施策設計が重要性を増す。

■変化の兆し例：企業の健康管理者（Chief Health Officer）の出現、カジノ形式や職業体験型のデイサービス

人間らしさ(ヒューマニティ)を追究する医療

つまり、大前提として、医療は「病の回復」そのものというよりも、「人間らしさ（ヒューマニティ：Humanity）の追究」を目的とした、より高次元の体系へと拡張するものと予測する。これは医療の前提を根底から覆す大転換であることを、まず認識しなければならない。そして、ヒューマニティを中心に据えた医療においては、通常病院を中心に医師や、医療従事者がマネジメントしてきた構造から発展させ、帰属する様々なコミュニティ単位での見守りが重要性を帯びるであろう。

さらに、これらを実現する手法においても変化が起きる。人と向き合ってきた実践的な技術との接続による共創が一般化するであろう。例えば、今まで医療とは結びつきが薄かったような企業が、病院のみならず、「新たな医療」の視点から協業していく事例がどんどん増えることになる。

また、受け手である人々においても、例外なく変化は押し寄せる。医療に関する情報や体験の共有化が生じるであろう。すなわち、医療は社会化される。

このようなシフトを迎えるにあたり、「医療」を構成する要素をもう一度、考えてみたい。

まず、

医療（Medicine） ＝ 科学（Science） ＋ 実践（Practice）

と定義できる。科学は、遺伝学、生化学、分子・細胞生物学、薬理学など基礎医学分野から構成され、実践は、内科学、外科学、小児科学など臨床医学から構成されてきた。病を対象とした医療においては、いわば、医科学が明らかとしてきた信頼性の高いエビデンスに基づき、再現性の極めて高い固定された方法論を受療者に提供することが求められてきた。

しかし、ヒューマニティの追究を目指す医療においては、両者の領域が大幅に拡張することが必要、いや、必然になるものと考えている。すなわち、例えば一見関係が薄いと考える人文科学分野などを含めて、多岐にわたる学問が基盤科学を構成することになるであろう（図表1－4）。さらに、人と人との接点となる生活の場での接点、マーケティングの言葉でいえば「タッチポイント」のすべてが、実践の対象となるであろう。したがって、ファッション、家具や空間設計、はたまた不動産や旅行などもあるかもしれない。薬や手術だけではない、あらゆる媒体が、新時代の医療の武器となるであろう。

一例を挙げてみたい。行動経済学の領域において、近年、ナッジ（選択肢を制限することなしに他人の行動の修正を促す手法）という手法が注目されている。ナッジは、直訳すると「ヒジでつつく」という意味がある。2017年に、シカゴ大学の行動経済学者リチャード・セイラー教授がノーベル経済学賞を受賞したことで、「ナッジ理論」はアメリカの企業を中心に世界的に広まり、現在では企業のマーケティング戦略で利用される他に、イギリスやアメリカでは公共政策でも使われている。さらに医療の領域でも積極的に取り入れようという動きも出てきており、例えば、臓器提供意思表示カードにおいてナッジの考え方を実装することで、より多くの人に意思

▌図表1-4▌新時代における医療
——ヒューマニティ（Humanity）の科学（Science）と実践（Practice）の拡張

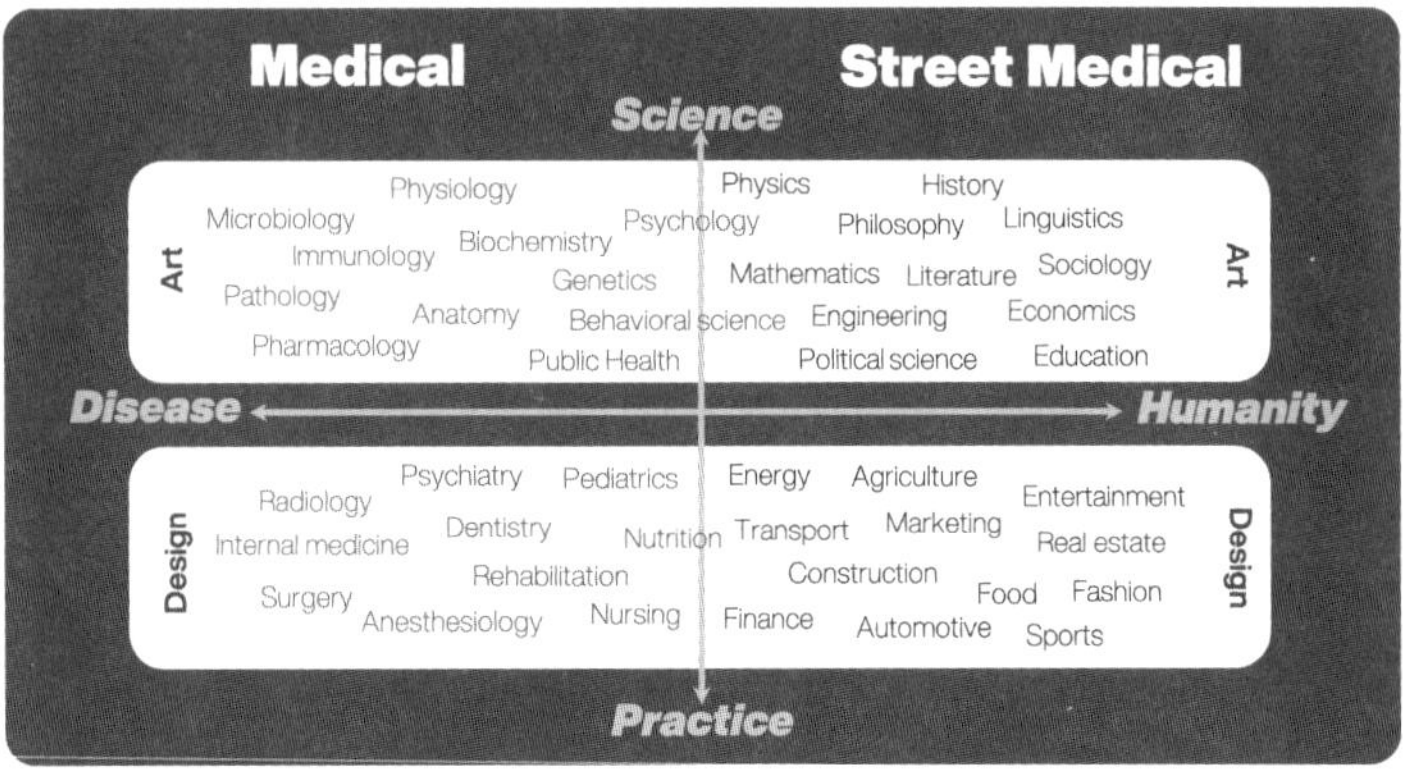

表示してもらうことが可能であることが示されている。

将来的には、医学部（メディカルスクール）において、文系科学者から社会科学者までもが基礎医学の分野で、はたまたファッションデザイナーが臨床医学の分野で、教授になっていることが生じるかもしれない。「ヒューマニティ」を豊かにするという非常に大きなコンテクストの中に集う人達が医療を創る時代が来る可能性があると予測する。さらにこのようなムーブメントが広がっていくと、人を観る仕組みが実装された社会がデザインされていくのではないかと考えている。

このような社会においては、健康か否か、病気か否か、治療か否か、などの従来の医学的基準で区切ること自体がナンセンスであり、多様なあり方とともに、人間らしい生活をおくることを目的とした実践が医療のコアに変貌していくものと考えている。

以上をまとめると、私は、

「新しい医療とは、学問と実践領域の大幅な拡張である」

と定義している。

そして、この新しい医療を再定義するにあたって、重要となる実践領域の拡張される領域（図表1－4左下の領域に対応し従来医学でいう臨床医学〈Clinical Medicine〉に対応する）を明快に表現する必要があると考えた。

本書では、これを**「ストリート・メディカル（Street Medical）」**と呼ぶことで、社会にその可能性を提案したい。

第2章

「人を観る医療」の挑戦

――ストリート・メディカルを考える

先に示したように、新しい医療が定義されていくことによって、我々が扱う学問と実践は大きな広がりを見せるであろう。そして、私達が医療といったときに、最も馴染み深く想起される、内科、外科、耳鼻科などのいわゆる実践領域、すなわち臨床医学分野についても、大幅な拡張が生じ、次世代では我々の生活を支える活動へと発展していくと思われる。

この拡張によって生じる新たな実践領域ストリート・メディカル（Street Medical）について、本章では詳述していきたい。なぜそのように呼ぶのか、そして、どのような実践が具体的に想定されるのか、などを徐々に紹介する。

1 ストリート・スマート(Street Smart)と医学

ブック・スマート(Book Smart)とストリート・スマート(Street Smart)と呼ばれる2つの賢者を形容する概念が存在する。

前者は、「学識がある、高い教育を受けている」タイプの賢者ということであり、文字通り、ブックは「手本、教科書、文献」といった意味になる。したがって、ブック・スマートは有名大学を卒業することにより高い学歴を持つことでスマートとみなされる、いわゆる、秀才型の人のことを指す場合が多い。英語圏では「頭はいいけれど社会では成功していない」という意味になるときもある。これは、ブック・スマート型の人は実践に乏しく、何でも習った通りにやろうとする傾向があるためであり、とくに、偏差値教育の中で画一的に育った高学歴者を想起した表現を揶揄して用いられる。

近年の医学は、科学的根拠に基づく医療(Evidence-based Medicine:エビデンス・ベースド・メディシン)と呼ばれる立場に基づいて発展を遂げた。平たくいえば、世界中の誰が、どこで、どのようにやっても、同じように効果が再現される医療の提供を目指すというものである。この推進のためには、医大生や看護学生たちは、否が応でもブック・スマート型の教育を受けざるを得ない。科学に基づいて決定されたガイドラインに基づき、フローチャートのような思考法を当てはめることで診断や治療を進めている。しかし、細分化され、増え続けるエビデンスを暗記し続けることなどが難しいことは想像に難くなく、多くの思考プロセスにおいて人工知能などを活用したサポートを要する場面が増えてくることが予測される。

後者のストリート・スマートは、いわゆる教育や学歴はないが、実体験や現場（ストリート）を通じていろいろなことを学んで、高い能力や才能を発揮する人を形容する表現である。現場（ストリート）から出発して成功を収めた人のような使い方もされる。アルバート・アインシュタイン、ビル・ゲイツ、スティーブ・ジョブズ、マーク・ザッカーバーグなど、様々な偉人たちがストリート・スマート型の成長を遂げたともいわれている。

どちらが良い、悪いという議論はさておき、従来の医療とこれからの医療を論じる上で、この二項対立が、私が提案するメディカルに対する、ストリート・メディカルを理解する上で、役に立つと考えている。また、ストリートをつけることで、それまでやや距離のあったものが、身近なモノに様変わりする、という事例は、実はたくさん存在する。ストリート・バスケ、ストリート・ダンス、ストリート・ファッション、ストリート・ミュージック、ストリート・フード……。

2 ストリート・メディカルとは

ここで、ストリート・メディカルを定義してみよう。

ストリート・メディカルとは、扱うべき対象が「病（Disease）」から「人（Humanity）」にシフトすることを通じて、古典的な臨床医学の範囲を超えて、人を扱うことによって広がる拡張領域を指すものである。したがって、ストリート・メディカルという概念の導入によって、医療は無数の答えを用いる広大な実践領域へと発展するものと予測する。

繰り返しになるが、ストリート・メディカルを考える上では、図表1－4の右下の実践（Practice）に相当する部分をイメージするのが理解しやすいであろう。すなわち、日常生活における様々な接点（「タッチポイント」と呼ぶ）を組み合わせて考えるという点である。従来の医療（Medical）領域では、内科的・外科的治療による介入手法が中心に研究されてきたのに対し、ストリート・メディカルでは、日々の生活におけるすべてのタッチポイントが、その実践対象となり得るだろう。これに際しては、従来型の投薬や外科的アプローチもあれば、衣・食・住など環境へのアプローチもあるであろうし、ITツールやセミナー、イベントなどのアプローチ、はたまた、娯楽を通じたアプローチが必要になることもあるかもしれない。これらをストリート・メディカルXXの「XXX」部分に当てはめてみるとわかりやすく整理することができる。

このような医療概念の機能的変化を見据えると、アーティストや建築家、医療デザイナー、フードコーディネーターなど従来は想定もしていなかったようなプレイヤーが、医療系学部という「一つ屋根」のもと研究活動を行う時代が来るのも、そう遠くない将来のことではないかと考えている。

3 ４つの価値変化とストリート・メディカルの兆し

ストリート・メディカルに類似した考え方に基づく実践は、すでに世の中で現実のものとなりつつある。このように表面化しつつある兆しを、少し具体的な事例で議論してみたい。前章で紹介した医療における４つの主要な価値基準における変化とストリート・メディカルの手法を最近の事例から紐解いてみたいと思う。

人間中心（Humanity Centered）……Dream Adventure（夢だった旅の体験を病室に）

ドリーム・アドベンチャー（Dream Adventure）という試みが近年報告された。アメリカのセント・ジュード小児研究病院において「病と闘う子どもに笑顔を！　３６０度カメラを使って夢の旅行体験！」というキャンペーンで、エクスペディア（Expedia）という総合旅行サイトを運営している企業が行ったプロモーション企画である。

重篤な白血病などを若くして発症してしまった子どもにとって、闘病生活は長く、辛く、不安に満ちたものである。小さな病室のベッドの上で生涯の大半を送らざるを得ない状況は、精神的な負担が非常に大きいばかりか、同じ同世代の子であれば当たり前のように経験できるはずの、社会との様々な接点が限られてしまう。修学旅行もなければ、社会見学もないのである。

このような現状に対して、エクスペディアは、デジタルテクノロジーを活用することで、世界にいる難病からの生還者たちと現在難病を患っている子どもたちをライブでつなぐ試みを行った。病院内に常設されたSDモニターを通して世界と接続することで、旅行体験を提供するというものだ。普通の子どもであれば「これだけか」と思う子もいるかもしれない。しかし、感染症の予防のために窓ガラス越しにしか見えない動物たちを、ひとたび目にすることができれば、涙を流しながら喜ぶような子どもがたくさんいるような病棟にとって、このような体験が勇気と希望を与えることはいうまでもない。そして、時として、前向きに生きようとする強い意志が、治療への大きな推進力となることさえあるのは、医師であれば誰もが感じるところである（http://www.expedia.com/dreamadventures および https://youtube.com/2wQQh5tbSPw.）。

このような発想は、病を診る従来医療の考え方を明らかに超えたものである。しかし、ヒューマニティを観る医療であれば、至極、当たり前に発想されるべきものとも考えられるのではないだろうか？　このような変化の兆しは、すでに大きなうねりを生みつつある。

例えば、私の所属するシンシナティ小児病院にも、ストレスを軽減させ、自信を持たせ、治療に前向きに取り組むサポートを目的に、コカ・コーラの支援のもとラジオ局が常設されている。ここでは、地域のコミュニティに難病と戦う子どもたちの声が発信されるメディアステーションが存在し、日夜放送が行われている。

兆しは他にもたくさん存在する。子どもや家族が抱え得る精神的負担を軽減して、主体的に医療体験に臨めるよう支援する「チャイルド・ライフ・スペシャリスト」、笑いをとどける「クリニクラウン」や「笑い療法士」、動物を癒やしに使う「アニマルセラピー」など、次々とヒューマニティを支援する仕組みが生まれつつある。

このように、これからの医療においては、従来、精神面の回復と病とが切り離されて理解されてきた要素が、より大きな範囲を占めるようになるであろう。

さらにいえば、「肉体性、精神性、社会性の回復」というWHOにおける健康の定義そのものを、別個のものと捉えるのではなく、より統合的・俯瞰的に回復を試みる「ヒューマニティ」の復権を目的とした医療へと変貌するものと私は予測する。そうなると、医療というのは、「病める場」としての側面よりも、「生きる場」としての意味合いがより大きく価値化されていくものと推測している。ドリーム・アドベンチャーは、ただの広告キャンペーンを超えた価値を持つ取り組みといえるのかもしれない。

■共創化（Connected）&共有化（Shared）……Back Up Memory（認知症のためのリマインドアプリ）

アルツハイマー病に対しては、様々な製薬会社が薬の治験等を進めている段階であるが、いまだに有用な治療方法は限られている。しかし近年の研究で、もっとアナログな手法で、記憶がどんどん失われていくという症状を抑えられる可能性が指摘されている。すなわち、比較的早期のアルツハイマー病などの認知症患者においては、特に、過去の記憶を繰り返し思い出すことで認知機能の低下を抑えること（記憶を保持すること）ができると考えられている。過去のできごとを繰り返し思い出すことによって脳が刺激を受けるという、いわば、リハビリのようなものだ。実際に臨床の現場でも、家族に指導される方法のひとつだ。

このような考え方を活用して、２０１５年にサムスン電子グループが考案したのが、アルツハイマー病患者を支援するためのアプリ「バックアップメモリ（Backup Memory）」である。コンセプトは、極めてシンプルである。スマートフォン同士であれば、Bluetooth を用いて位置関係が検出できることに着目、アプリを活用して、家族などの近親者の接近を検知するシステムを活用したのだ。これにより、家族の接近を検知した際に、スマートフォンのプッシュ通知を活用して、その家族の情報をリマインドする機能をもったアプリである。初期のアルツハイマー病患者を対象に、家族についてできるだけ覚えていられるように患者の記憶を刺激することが可能となった。

具体的には、患者とその家族や親しい人間がこのアプリをインストールしておくことで、お互いが10メートル半径内に近づくと Bluetooth によって相手を認識する。患者のアプリ画面に相手の顔写真、名前、自分との関係などを表示することで、思い出すためのきっかけを与えるものである。

もちろん様々な課題も挙げられるが、スマートフォンとＳＮＳ等の分野ではごく一般的になった技術を用いれば、現代医学で解決が困難と思われていた介入が可能になることを示している。一般に、医療や介護に関することは隠すべきもの、情報の交通をなくすべきもの、という色合いが強い。情報のみならず、物理的に隔離することさえ、ごく最近まで行われてきている。悪い意味での最たる例が、ハンセン病の事実である。日本には、驚くべきことに、ごく最近の1996年まで「らい予防法」という法律に基づき、この病に罹った患者たちを無理やりに社会から隔離した歴史がある。それどころか、近隣の人間による密告まで行われていたという。樹木希林さんが主演された『あん』という映画では、ハンセン病に関する私たちが知ることのなかった歴史的な衝撃的事実が描写されている。

1800年代、フランシス・ゴルトンによって提唱され、のちにナチスによって人種政策として実行された「優生思想」も、同じ文脈として語られる。共通した先天的な障害をもつ人間の移民政策の制限などが行われた。ナチスというと一見関係がないと思われるかもしれない。しかしながら、日本のハンセン病、アメリカの様々な州におけるてんかんや知的障害者などに対する生殖行為の禁止による強制的な「断種」といった事実が、身近なところでも存在している。こうした歴史的背景から、病に関する情報を公開・共有することに対する心理的抵抗が大きくなってしまったということはいうまでもない。

しかし時代は変わった。上記のような優生思想に対して、おぞましささえ感じる読者がほとんどだろう。誰もが病気と向き合う時代だからである。人間ドックを受ければ95％に異常がみつかる時代だ。一方、精神疾患や知的障害の方でも個性的な能力を発揮できる時代になりつつある。

少し話は大きくなってしまったが、身体や病気に関する心理的な抑圧から解放されつつあるなかで、今後、テクノロジーの進歩とともに、どんどん共有化・開放化が進むことが予測される。そして、この抗いようのない変化に対応して、医療は変革を求められている。

役割共有型(Integral-disciplinary)……Parkinsounds(医療と音楽が融合)

２０１６年、ブラジルでスポティファイ（Spotify）という音楽系メーカーがパーキンソン病を対象に、興味深いアプリを開発した。「なぜ音楽メーカーが？」と思われるかもしれないが、このまま読みすすめていただきたい。

この病気を患う患者は、足がすくんでしまい、小刻みな歩行になってしまうことが特徴で、このために転倒などのリスクも高まってしまう状況になる。しかし残念ながら、この小刻みな歩行に対して著効する薬剤というのは存在しない。

一方で、パーキンソン病には、かなり古くから奇異性歩行という独特の症状があることが知られている。「奇異性」というのは、不思議な症状というような意味であるが、例えば、歩道にあるような白線が繰り返すパターンが表示されている場合、それらが視覚にインプットされることで通常の歩行が可能になる、という症状のことである。類似の現象が、音などのリズムによる刺激でも確認できることが知られているが、これらを逆手にとれば、視覚や聴覚の刺激で歩行に関する症状を改善できるのではないだろうか、という仮説がこのパーキンサウンズ（Parkinsounds）につながっている。

もうお気づきと思うが、テンポのよいリズム感のある楽曲をヘッドホンで聴きながら、パーキンソン病の人をトレーニングすることで、通常のように歩けるようになるという仕掛けである。薬剤では対処が難しかったような症状が、「音楽」という全く異なった方法論によって解決できる可能性を示しているのが、この事例である。

最近では、このような新たなモダリティが医の文脈で活用され始めている。例えば、ゲームもその代表事例といえる。高齢者における脳内年齢が40歳改善するという研究が、国際的に権威のある雑誌に論文として報告された。私たちも、ゲームを活用した医学的手法を開発するために、大手製薬メーカー、東京藝術大学と連携し、ラボを設立している（第4章のヘルスモックラボの項参照）。このように、予想もしなかったような異分野が医療の文脈で活用できることで新たなイノベーションが生まれる余地がたくさんあるのではないだろうか。

一方で、少し考えるだけでも可能性やアイデアが誰でもたくさん想起できるにもかかわらず、活用がなかなか広がらないのには理由がある。私も仕事柄、様々な業界の方とのコラボレーションを行うことも多い。これを異分野連携とかインタディシプリナリアプローチ（Inter-disciplinary Approach）などと表現する。このような連携における特徴は、異なった技能や知識を持ったチームが、自らの専門範囲のなかで責任を分担し補完するというようなアプローチである。しかしながら、医におけるコラボレーションの文脈で、このような関係性のもとすすめることは非常に難しいのである。

自戒もこめて、私たちの失敗経験を紹介する。ある企画の実行に際し壁にぶちあたったのだ。概要は次のようである。ある健康行動誘発施策のプランニングに際し、広告代理店と協業したときの事例だ。代理店チームからすれば、通常の仕事とは異なり、発注金額は小さく、ほぼボランティアで動いてくださるケースがほとんどであった。一方、私たちは、普段のクライアント業務では提供できない場やインサイトは提供可能である。であるから、役割分担を明確にし、クリエイティブ業務は代理店が、実装に関する業務が我々がという形での協働を試みることにした。そして、このような役割を分断した構造をとってしまった事例は、どこかで破綻が訪れることになる。

なぜならば、クリエイティブチームはクリエイティブのプロとしてベストな「すでに練られた」提案を持ってくるからだ。一方、医療の側は、このような取り組みへの感受性は極めて低く、ほとんどの試みが医療側の論理で困難である事例が多い。例えば、感染の問題、転倒のリスク、緊急時の対応など、非常に特殊な事情で提案内容を大幅に変更せざるを得ない場面も多い。加えて、歴史上、極めて精度の高いエビデンスを扱ってきた学問であるから、広告にありがちな、わかりやすい表現や言い換えの表現などが容認できないような場面も多々ある。

こういったところから、一生懸命努力をしてくれるクリエイターたちが提案してくる内容をいい形で結実できない場面が多々存在し、コンフリクトが生じてしまうのである。そして、双方が気持ちのいい関係を継続することが困難となってしまい、事業が完遂できない場面すら、苦い経験として記憶に残っている。

こうしたことを回避しながら、実行するためにはどうすればよいのだろうか？　私なりの答えを平たくいえば、ワンチーム（One team）になることに尽きる。

このことは、前項でも述べた、モノづくり、ではなく、コトづくり型の研究開発が必要になってきている領域については、多くの点で共通していると思われる。プランニングの段階から参画する全員が対等であり、お互いがお互いの専門領域を（少なくとも表層的に）理解し合う関係性を築けるような文脈をつくり、活動をすることが必須になってくる。このためには、物理的な距離も重要であるから、望ましくは、クリエイティブチームもメディカルチームも同じ空間で、一定の時間を共有することも重要となってくる。

したがって、連携のありようは、単に、異なる分野の専門家が別々の役割のもとチームをつくる**役割分担型**（Inter-disciplinary）ではなく、異なる専門家が相互に理解をし、役割が共有され、分離が困難な状況下で、1つの物事を創り上げるより密接なことづくりが求められると考えられる。これを私は、**役割共有型**（Integral- disciplinary）と呼んでいる。「Integral」という言葉は、積分とか不可欠なという意味がある。まさに、単なる足し算ではなく、相互に不可分なワンチーム型の連携、役割共有型のコラボレーションが、ストリート・メディカルの探求には重要になっていくであろう。

コミュニティ中心（Community-assisted）……注文をまちがえる料理店（当たり前を覆す）

これまで、認知症や要介護状態になった人が周りに現れた場合、家族の責任で見守らなくてはならないという考え方が主流だった。しかしこれは非常に難しく、辛いことでもある。特に、衣類から食器、家具、寝具に至るまで、それまでの生活と全く違うものを揃え、日中の生活もすべてにサポートが必要であると同時に、経済的な理由もあり仕事との両立を求められるのである。こういった状況を生み出さないために、最近では、その道のプロが在籍する福祉施設や在宅型のサービスを活用することが主流になってきた。プロのなかにも様々な職能が求められるようになっており、今後は、ふだんの生活面での支援に加えて、衣・食・住など必要な要素に応じて、様々なサポートを比較的簡便にかつ漏れなく受けられる時代もそう遠くないのかもしれない。

このようなケースの適応範囲は、冒頭であげた認知症や介護に限らず広がっていくであろう。誰もがどこかに必ず持っている生活面での課題、すなわちハンデキャップに対して、それらをサポートする体制が仕組み化されていくと考えられる。具体的に病に対するサポートが必要なこともあるだろうし、精神面でのサポートや社会・制度面でのサポートが必要なこともあるかもしれない。こういった、患者、いや、生活者の目線での支援が主流となる。

さて、こうした変化が指し示すものは、医療の文脈で考えると、大きなシフトが求められることであるといっても過言ではない。すなわち、今まで医師主導で患者のケアを構築してきたものが、より各人の生活に密着したかたちで、コミュニティ主導（Community-lead）でケアを構築していく必要性が生じてくるということだ。現時点においても予兆はかなり現れている。お堅い表現を使えば国が進める地域包括ケアシステムなどもその端的な例であるが、国主導で行われる取り組みは、どうしても質的な面で利用したがらない人も多いであろう。したがって、コミュニティ主導といっても、まだまだ発展途上の概念である。つまり、コミュニティに多様性が生まれ、様々な選択肢がもたらされることが、次なるステップとして期待されることになる。

2017年、東京・六本木で行われた「注文をまちがえる料理店」も、そのような試みのひとつかもしれない。この料理店は、接客者がすべて認知症を抱える人というコンセプトで運営された。お客の多くは若者も含めた一般の健康な方々である。なぜか今の高齢者福祉施設などは、同じ属性の人達としか交流できない仕組みになっているものが多いのだが、認知症を患っていたとしても若い人と交流したり、病気を持っていない人と話をしたり、一緒に活動したいと思う人も少なくないはずなのだ。

コラム

身近に経験した「人間らしいコミュニティ」の大切さ

私事になるが、先日、栃木県にいる祖母の顔を見にいった。軽度の認知機能障害があるため自宅での生活はむずかしく、施設に入所して、初めての面会であった。当然、私のことは覚えていて、むずかしい研究内容から現在所属している施設や最近のニュースに至るまでを熟知しており、周りにいる入所者やスタッフにも、様々な自慢をしていると聞いた。

　そんな祖母が、私の顔をみて話をするや否や、涙を流しながら、「なんでこんなところにいないといけないのだろう」と口にしたのである。祖父にも毎日会えず、周りにはより重度な認知機能障害の人ばかりのなか会話も楽しめず、スタッフも親切だが忙しい。内心では、認知機能障害があるのであればやむを得ないだろうと、離れていた私はどこかで思ってしまっていた部分もあったかもしれない。ものの数秒ではあったが祖母の嗚咽を聞いて、私も涙をこらえるのに必死で、話題を変えるので精一杯だった。

　根っからのおばあちゃん・おじいちゃん子であった私にとっては、これは衝撃的な経験であった。何歳になっても、病気になったとしても、プロに任せればよいというだけの選択肢だけでは、あまりに可哀そうだ、と強く思ってしまった。きっと同じような境遇の方が、何万、何十万人もいるはずである。日々、働く家族がいても、身体が弱っている祖父がいても、祖母を大切に、人間らしくできるコミュニティを作るべきだろうと、心に刻んだ体験であった。


　注文をまちがえる料理店では、食事を楽しむ以外のコンテンツも提供している。例えば、若年性の認知症がわかった女性のピアノ演奏会がその一例だ。動画では、もともとピアノが得意だった認知症の人が紹介されている。この人は、病状の進行につれてピアノが弾きづらくなり、自信を失い、ふさぎこんでいたのだという。昔からの記憶は比較的保たれやすいというのが認知症の特徴ではあるため、こういった趣味の活動に合わせてトレーニングすることは、認知症の進行を抑えるという観点でもとても意義のあることだと思われる。何度かの失敗を経つつも、様々な工夫と練習を繰り返し最後にうまくいった姿を披露したときの感動はひとしおである。

このように、接客スタッフとの会話を楽しんだり、頑張る姿に感動をもらったりと、食体験という枠を超え、双方にとって前向きな力を生み出す飲食店である。これはもう飲食店という枠を超え、超高齢化社会に対応して認知症を患う人たちと共存・共栄していくための新たなコミュニティのかたちが提案された事例ともいえるだろう。

コミュニティという軸で考えれば、教育の現場であったり、ビジネスの現場であったり、エンタメの場であったりと、様々な場において、病のあるなしに関わらず共存できる仕組み、いわば、様々な人間のためのエコシステムの構築がなされていくのではないだろうか。一般的に「福祉」という言葉からは、同じような色味だったり、匂いだったり、音だったり、掲示物だったりを想像してしまうということはないだろうか？　病院についても、多少の差はあるかもしれないが、似たような印象があると思う。こういった、いわばステレオタイプは、人（Humanity）をみるベクトルが醸成されるとともに、コミュニティの再設計が起こることにより、変化が生まれてくるのではないかと思われる。

もちろん、変化を求めない人もいるかもしれない。しかし少なくとも現在とは違ったかたちのコミュニティに属したい、という思いを持った人に対する選択肢を提供していくということが、重要なトレンドになるのではないだろうか。

以上のように、ストリート・メディカルの取り組みは、私たちが予測する4つの変化の兆しに合わせて、様々な生活の現場で起こりつつある。この流れをより大きなスケールで、そして、速いスピードで社会に還元していくことが、超高齢化社会を世界に先駆けて経験しつつある日本の使命ともいえるのかもしれない。

4 ストリート・メディカルは、古くて新しい

私の好きな言葉に、東京慈恵会医科大学の校是ともなっている「病気を診ずして病人を診よ。」がある。人間中心の医療（Medicine for Humanity）にも通ずる要素があるが、これは慈恵会医科大学開学者の高木兼寛氏の言葉である。

1800年代に国民病とも呼ばれていた脚気と呼ばれる病が大流行していたが、当時は細菌が原因の伝染病だと考えられていた（伝染病説）。しかし兼寛氏は、実際に病人を診て、その患者の置かれた生活環境を調べることによって、脚気が栄養不足によって引き起こされると考えた（栄養説）。

東京大学や陸軍を中心とする日本の医学界の主流は研究至上主義のドイツ医学であり、兼寛氏の栄養説を真っ向から否定していた。日清戦争での陸軍の脚気患者は8万4788名（死亡者8944名）、日露戦争では実に21万1600名の患者が発生し、2万7800名もの兵が亡くなった。これに対し、兼寛氏の考え方を踏襲した海軍では、合計で患者約40名、死者は1名と決定的な差が生じた。この事例は、病を持った人の置かれている現場を理解し調べることの重要性を訴えており、私たちの考えるストリート・メディカルの思想にも通ずる事例と考えている。

ストリート・メディカルは人々がよりよく生きるための実践であり、その根本思想は人々の生活環境や人生における文脈までをその対象と捉える考え方である。そして、これは医学界において古き良き先人たちが実践してきた取り組みの上に成り立つ概念であるといえる。

これまでのような病（Disease）を中心とした実践体系から、人間らしさ（ヒューマニティ：Humanity）を中心基軸に据え、介入対象となる概念の階層を一段引き上げることが必要となる。しかし現時点においては、それらが体系化されていないのも事実である。そこで、人間らしさを対象とするストリート・メディカルにおいては、新たな医療を構築していくことが必要となる。

ストリート・メディカルのように新たなものを定義していくための活動というのは、実は、サイエンス（科学）にほかならない。まだ説かれていない問いを見つけ、それらを、誰も思いつかないような方法でアプローチし、解決していく。こういったサイエンスの思考が大きな武器になるものと考えている。

以降の章では、私自身の科学者の目から、ストリート・メディカルにおける実践を確立することに向けたヒントを綴っていく。

第3章

具体的な取り組み

——ストリート・メディカルＸＸＸの可能性＝未来医療の兆し

本章では、ストリート・メディカルの具体的な国内外の取り組みを示し、新しい医療の兆しを感じていただきたい。

以下に紹介するような事例がすでに沢山生まれてきていることは、ストリート・メディカルの思想の重要性を明確に示唆しているものと考える。ただし注意していただきたいのは、ここに紹介しているものの多くは、広告代理店などのクリエイティブエージェンシーが中心となって行われた単発の事例であるという点だ。したがって今後、アカデミアや産業界など、より大きなスケールでムーブメントが醸成されていくことが肝要である。これによって、ストリート・メディカルという大きな分野として認知され、多くの人が継続的に取り組む地盤が形成されることを願っている。

1 「見える塩」で減塩の啓発キャンペーン——Street Medical Salt

日常生活における塩分の摂りすぎは、高血圧などの原因となる。高血圧の予防や治療に食塩制限が大切なことはご存じの方も多いだろう。世界保健機関（WHO）は、塩分摂取量を1日当たり5グラム以下に制限することを推奨している。日本人の食塩摂取量は減少傾向にあるが、1日当たり平均9・9グラムで、まだ他の国に比べると非常に多い。

では、普段の生活で塩分の摂りすぎを防ぐために、どんな工夫ができるだろうか。ストリート・メディカルの視点で、2015年に南米アルゼンチンで実施された啓発キャンペーン「THE SALT YOU CAN SEE（見える塩）」の事例を見ていこう。

アルゼンチンでは30％以上の人が高血圧とされ、塩分の摂りすぎが国家的な課題となっている。そこでヘルスケア分野の啓発活動をするファヴァロロ財団が、「世界減塩週間」の一環で「見える塩」のキャンペーンを展開した。同財団は、地域社会のQOL向上に貢献することを目的に、様々な呼びかけを実施している。

キャンペーン動画の冒頭では、食卓塩がクローズアップされ、目玉焼きやステーキなどに塩をふりかけるシーンから始まる。キャスターが「アルゼンチン人の平均消費量は1日当たり約15グラム。食塩の摂りすぎが、国民の健康を害しているのです」と語りかける。モノローグで「我々は、塩分を摂りすぎている。食塩が目に見えないために」と続き、次に「白いから分からないんだよ、パープルにしてみよう！」と、工場で紫、緑、青などカラフルな食卓塩を作ったのだ。キャンペーン期間中には、財団で無料の健康診断を受けた人たちに、このカラフルな見える塩が配布された（https://www.youtube.com/watch?v=-4G7BgCBgBg）。

実際に見える塩を食事にふりかけてみると、カラフルな塩が皿の上に舞い散り、「こんなにたくさんの塩をかけていたのか！」と気づく仕掛けである。もちろん身体に害のない着色料を使ったシンプルなアイテムだが、人々の啓発には視覚的な効果があった。

見える塩は大きな反響を呼び、テレビやラジオなどのメディアを通じて、白いごはんやパスタにカラフルな塩をふりかける様子が相次いで放送され、1800万人にこの情報が届けられた。さらに、スーパーやレストランのほか、公共スペースなど、リアルな場で実演しながら、多くの人に見える塩が配られた。

SNSでも大きな話題となり、ツイッターでは、「#LASALQUESAVE（#減塩しよう）」というハッシュタグがトレンド入りし、フェイスブックでは2日間で92万人のユーザーにリーチした。さらに画像共有SNSインスタグラムでは、100人を超えるセレブたちが見える塩を持った自撮り写真を投稿。アルゼンチン出身の世界的なサッカー選手であるリオネル・メッシさんもツイートするなど、多くの著名人を巻き込む一大キャンペーンになった。さらには、アルゼンチン最大の食塩メーカーが、見える塩を販売して同財団に寄付したいと申し出るなど、社会現象になったのである。

普段、何気なくふりかけている塩。真っ白な塩をカラフルにする見える塩のアイデアによって、アルゼンチン中の人たちが一気に「減塩」を意識するきっかけになった。広告エージェンシーが手がけたこのキャンペーンは、世界最大の広告祭といわれる「カンヌライオンズ国際クリエイティビティ・フェスティバル」(以降カンヌライオンズ)で、2015年にプロモ&アクティベーション部でゴールドを受賞している。

私や父親も高血圧なのだが、一番にいわれるのは塩分の摂取量を控えることである。生活習慣病を抱えるかなり多くの人にとって、塩分の摂りすぎは日常の大きな課題である。かつて漬物など塩分の多い保存食の文化がある東北地方で、減塩の啓発キャンペーンが実施され、それにより循環器疾患の死亡率がかなり低下したことがあった。医療費の視点で見ても、例えば、370万人の横浜市民が毎日3グラム減塩すると、数百億円の医療費が削減できるという試算もある。このように減塩は非常に効果のある施策なのだが、なかなか効果的な解決策を打ち出せていないのが現状なのだ。

このキャンペーンは、「食塩=白」という既定の概念を覆し、日常の当たり前を見直して塩に色をつけ、私たちが日々摂取する塩分量を可視化した。極めてシンプルだが、意外と気づかれていなかった手法で、簡単に食習慣を変えられる可能性がある。医療財団と広告エージェンシーが協働し、社会的に大きなインパクトを生んだ事例としても注目できるものだ。

現代の人々の生活に寄り添い、減塩を通じて健康意識を高める取り組み。日本の医師や栄養士がこの事例を知ったら、これまでとは違う「減塩」指導のアプローチができそうである。

2 歌いたくても、歌えない呼吸器障害患者の夢を叶えるキャンペーン ——Street Medical Breathe (Music)

息を吸って、吐く。呼吸器の病気を抱える人たちは、そんな〝当たり前〟と思っていた動作に困難を抱えている。もしかしたら治療中の患者のなかには呼吸することに精一杯で、歌を歌うことは「夢のまた夢」と諦めている人もいるかもしれない。

しかし、最新のテクノロジーを取り入れることで、彼・彼女らも歌うことができ、音楽を楽しめる可能性が生まれた。「ストリート・メディカル・ミュージック（Street Medical Music）」の視点で、2016年にイギリスで大きな話題を呼んだ「息を切らせた合唱団（Breathless Choir）」のキャンペーンを紹介しよう（https://www.youtube.com/watch?v=1ouehoifOeg&feature=emb_title）。

11月15日の「世界COPD（慢性閉塞性肺疾患）デー」に合わせて公開された動画には、呼吸器疾患を抱えた18人が登場する。世界中から集まり、アメリカ・ニューヨークで初めて顔を合わせたメンバーは、まさに一呼吸、一呼吸が戦いで深刻な病を抱えていた。

動画に登場するクレアさんは、歌ったり踊ったりするのが大好きで、自分でショーを開いて人々の前でパフォーマンスをするような子どもだったが、ある日呼吸不全になり昏睡状態に。後に意識を取り戻したものの、酸素吸入が必要になり生活が一変した。ローレンスさんは、2001年のアメリカ同時多発テロの現場にいち早く駆けつけ、そのときに吸い込んだ有毒物質の影響で肺の機能が損なわれてしまった。「2001年以来、歌ったことがない」と、彼は悲しそうに明かす。

そんな彼・彼女らの呼吸をサポートしたのは、世界的な家電メーカーとして知られるフィリップスのポータブル酸素濃縮装置「SimplyGo Mini」。重さ約2キロで、女性でも気軽に持ち運べる。彼・彼女らはこのアイテムを相棒にして、イギリスの有名な指揮者・ギャレス・マローン氏の指導のもとコーラスのトレーニングを実施。1週間後、ニューヨークの名高いアポロシアターでコーラスを披露したのである。クレアさんのソロで始まる合唱。みんなが溢れる笑顔で歌い上げるシーンに、客席から見守る家族や友人たちの目からも涙がこぼれた。

彼・彼女らの1週間をドキュメンタリータッチで描いた感動的な動画は大きな反響を呼び、1500万を超える再生回数を記録。メディア露出は6億5000万インプレッションを獲得。動画を観た人たちが、自分も歌った動画をSNS上にシェアするソーシャルアクションも生まれた。

このキャンペーンを実施したフィリップスの関連サイトへの訪問者数は97%増を記録。携帯用酸素デバイスの売上は、前期に比べて14%増え、過去最高を記録した。カンヌライオンズ

2016のファーマ（製薬）部門でグランプリを受賞、ヘルス&ウェルネス部門でもゴールドを受賞した。同社はキャペーンを通じて、イノベーションによって世界中の人々のヘルスケアや幸せを推進するヘルステック企業としてのブランディングにも成功したといえるだろう。

企業のブランド広告ではあるが、ストリート・メディカルが掲げる「医療が人間のためにある」の視点からも注目すべき点があった。今までは「医療は病気のためにある」という考え方で、医療者は治療のことだけを考えればよいとされてきた。病気の治療は大切なことではあるが、それだけでは人の生きる力をカバーしきれないこともある。昔から、「プラセボ」と呼ばれる薬効のない薬を投与すると症状が改善する人がいたり、笑っている人は寿命が延びるといわれたりするが、「頑張りたい」という強い気持ちや前向きさが、実際に治療の効果には大きく関わってくるのである。

一般的に、医師は呼吸器疾患の患者に歌うことをすすめたりはしないだろう。しかし、ヒューマニティの視点でこのキャンペーンを見ると、歌えなかった人たちが歌うことで、生きる希望をデザインしていることがよくわかる。彼・彼女らの嬉しそうな表情、目の輝きを見れば、音楽が生きる活力になっていることは明らかだ。

最新の医療テクノロジーをうまく取り入れることで、患者のQOLは上げることができる。医療と音楽が融合した取り組みの一例である。

3 かっこよく病気と生きる。子どもが怖がらない注射キット——Street Medical Needle

いくつになっても、注射を打つときは少し緊張するものだ。大人でも慣れないのだから、子どもたちが嫌がるのも無理はない。医療に使われる注射針は、合理的でムダのない仕様に設計されているのだが、患者側からすると無機質で味気ないもの。この注射を子どもたちがワクワクするデザインに変えたら、どうなるだろうか？　メキシコで生まれた、怖くない注射キット「Thomy」を紹介しよう。

メキシコ人デザイナーのレナータ・ソウザ・ルケさんは、7歳のいとこが1型糖尿病になったことをきっかけにThomyを製作した。

1型糖尿病の子どもたちは、体内のインスリン分泌が不足しているため、インスリンの補充が必要である。1型糖尿病は、一般に糖尿病として認知され国内の糖尿病患者の9割以上を占める2型糖尿病と異なり、日本における0～14歳の年間発症率は、10万人あたり2・4人。原因不明の「治らない」難病とされている。1型糖尿病の子どもたちは毎日、インスリンを投与する必要がある。

そのための注射キットThomyは、鮮やかなオレンジ色のパッケージで、リュックにも入れられるコンパクトなもの。医療器具には見えず、おもちゃのようで持ち運ぶのも楽しくなりそうだ

（口絵1）。

毎日のインスリン投与は、どこに打ってもいいわけではない。安全を考えて、なるべく同じところに打たないように、投与した箇所を把握しておく必要がある。子どもも親も覚えておくのは大変なのだが、レナータさんは、この課題に対して3日間で消えるタトゥーシールを思いついた。赤や青など色のついたドットの模様を取り入れた可愛いシールを体に貼り、ドットのポイントに合わせて注射すれば、同じ箇所に投与するのを避けることができる。シールの柄は宇宙船や海の生きものなどの楽しいイラスト。子どもたちは好きな模様を選ぶことができる（口絵2）。

ポップな紫色の注射も子どもの手に合ったサイズで、しっかりと掴んで押すことができる。遊び心がある直感的なプロダクトで、子どもたちの毎日のインスリン投与を楽しい時間にしようとする工夫が感じられる（口絵3）。これは、「医療機器を患者側の目線でデザインするとこうなる」というわかりやすい事例といえる。病院は、病気を治療する場所なので、すべて医療側のロジックでデザインされている。患者が使うベッドや院内着なども、治療以外の機能はあまり考慮されていない。その延長で、患者が自分で使う機器も、医療の視点で安全設計されてきた。

患者からすれば、肌に針を刺す行為はすごく怖いことである。ただ、これまでの医療は〝怖さ〟というのは対象外で、どうするかを考える必要性がなかった。その意味で、ヒューマニティの視点で注射を設計し直すと、Thomyのようなプロダクトが生まれ、「注射＝怖い」の固定観念を覆すことができるのである。医療メーカーではなく、プロダクトデザイナーが起点になって生まれたからこそ、非常に高い完成度のプロダクトになっている。

この問題解決のアプローチを使えば、いろいろなアイデアが生まれ得る。新しい絆創膏もできるだろうし、薬を飲むプロセスなども工夫できそうである。子どもは聴診器をあてるのも怖がるが、聴診器に可愛い顔がついていたら怖がらずに診察できるのかもしれない。大切な人の気持ちに寄り添うことで生まれた「Street Medical Needle」。新しい医療機器のヒントになりそうだ。

4 鎮痛剤がいらなくなる？ 人の痛みを軽減する医療ＶＲ——Street Medical VR

頭痛、腹痛、火傷、神経痛……。患者の激しい痛みを緩和するために、医師は薬を処方してきた。しかしもしかしたら遠くはない未来に、ＶＲ（バーチャル・リアリティ：仮想現実）をおすすめする日が来るかもしれない。近年、テクノロジー分野においてＶＲはトレンドのひとつだが、比較的安価なＶＲヘッドセットが普及してきたことで、ＶＲを医療の分野に活用しようとするスタートアップの動きが加速している。

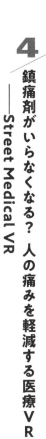

実際に、最新のＶＲゲームには患者の痛みを緩和する効果や、不安障害に有効な研究結果が出てきている。「Street Medical VR」をめぐる世界の動きを見ていこう。

医療ＶＲを提供するアメリカのスタートアップ企業アプライドＶＲ（AppliedVR）は、同社に出資するロサンゼルスのシダーズ・サイナイ医療センターと協力してソフトウェアの開発を進めている。同センターが2017年に発表した入院患者100人を対象とする調査では、患者50人にVRヘッドセットで心を落ち着かせる動画を見せたところ、患者が訴える痛みの評価指標が24%減少したという。なお他の患者50人に、標準的な2Dでリラックスできる自然風景の動画を近くに置いたスクリーンで見せたところ、痛みの指標は13・2%しか減少しなかった。薬を処方しなくても、VR体験によって痛みが緩和されているのは興味深い（https://www.youtube.com/watch?time_continue=9&v=XsGgNfYYetk）。

VRを子どもの治療に取り入れているケースもある。アメリカのスタンフォード大学にあるルシール・パッカード小児病院では、「CHARIOT」というイノベーションとテクノロジーを通じて子どもの不安を軽減するプログラムがあり、開発者と共同でVRゲームを開発している。例えば、氷上をペンギンが滑りながら小石などを集めていくゲームや、ハンバーガーなど様々な飛行物体を撃ち落としていくゲームがあるという。

あるとき、事故で腕を負傷した10歳の少年が入院。少年は、毎日の着替えで生じる痛みに激しい不安を感じるようになったため、鎮痛剤を投与することになった。2週間後、少年にVRゲームをすすめてみたところ、痛みから気をそらすことができ、鎮静剤の必要がなくなったという。少年は当初、医師が病室に近づくたびに怖がっていたのだが、喜んでVRゲームで遊ぶようになったという。

また、イギリス・オックスフォード大学の精神科医が、イギリスの国民保健サービス

（ＮＨＳ）や他大学の研究者たちと共同で、ＶＲ技術を使った精神科治療に関するすべての研究結果を分析したところ、明確に「不安障害」に対して有効だったという。

実際にＶＲが痛みに対して効果があるのは、注目すべきことといえる。患者にとって痛みは大きな要素だが、医学においては、痛みは長い間軽視されてきた。終末期ケアを行うホスピスが誕生して、ようやく痛みを積極的に科学の力でコントロールしようとする動きが生まれたように、まだまだ歴史が浅い分野でもある。

なぜＶＲが痛みに効果があるのか。実はその仕組みはまだよくわかっていない。脳がＶＲの情報を処理するのに精一杯で痛みの信号を処理しきれないのではないかという説もあるし、気晴らしの効果も考えられる。医学においては、実は計画通りに新しい薬が生まれることはほとんどなく、多くの抗生物質や抗がん剤などは、臨床実験をしてみたら「なぜかわからないけど、効いた」ことを深く調べてみるところからスタートしているのだ。ＶＲについては、これからどんどん研究が進み、治験がされていく分野といえるが、ＶＲで臨床試験が行われること自体が、医療の変革期をよく表していると思われる。

日本でも、スタートアップ企業による医療ＶＲの開発が進められている。私も製薬会社や大学と一緒に、ＶＲゲームの実験をしている。他にも、サービス付高齢者住宅を展開するシルバーウッドが手がける「認知症ＶＲ」など、患者を疑似体験する啓蒙活動の一環でもＶＲは使われるようになってきた。さらなる研究が必要だが、患者のＱＯＬ向上や医療費の削減など、ＶＲは様々な可能性を秘めているといえる。

5 世界的な医学論文に掲載。アルツハイマー病の診断につながるゲーム
——Street Medical Game

ゲーム好きの方には朗報かもしれない。スマホやタブレットでゲームを楽しむことで、世界規模の認知症の研究に参加することができる時代になったのだ。

アルツハイマー病は進行性の脳の疾患で、認知機能や記憶力の低下、人格の変化などを伴う認知症の一種。60歳以上で初めて症状が現れる人がほとんどで、高齢者における認知症の一般的な原因とされている。最近は、身近なゲームが、アルツハイマー病の早期発見につながる可能性も出てきた。ストリート・メディカル・ゲーム（Street Medical Game）の海外の動きを紹介しよう。

2016年、ドイツの通信会社ドイツテレコムは、イギリスのゲーム製作会社やイギリスの団体「アルツハイマー研究」、ロンドン大学の研究チームらと共同で、海洋冒険ゲームのモバイルアプリ「シー・ヒーロー・クエスト（Sea Hero Quest）」を開発した（https://www.youtube.com/watch?v=Dn_bnX_UHaA）。

バーチャルな海洋にある船を操縦し、様々な冒険（クエスト）をクリアするのが、このゲームのコンセプト。プレイヤーは、記憶を失いつつある探検家だった父に代わり、古い日記の断片を

頼りに水路を旅する名もなき船乗りの設定である。クエストを選ぶと、まず目の前に地図が表示される。自分がどこにいてどのチェックポイントを目指すのか。事前に記憶した情報をもとに船を操縦して、チェックポイントを目指していく。無事に目的地にたどり着くと、次のクエストが遊べる仕組みである。

このゲームによって把握できるのは「空間ナビゲーション能力」である。アルツハイマー病の主な症状としてよく知られるのは記憶力の低下だが、実はこれは後期の症状で、記憶力の低下に気づいた時点でかなり進行しているケースが多いのだ。ごく初期の段階では、自分の動きをナビゲーションする能力（空間指向性）に異常が見られる。このゲームが、その早期発見に役立つ可能性があるとされている。

2分間「シー・ヒーロー・クエスト」を遊ぶことで、プレイヤーの方向感覚や航行能力などの空間ナビゲーション能力を定量化できる。2分間のプレイで収集できるデータは、研究室の実験で得られたデータの5時間分に相当。データは匿名化されて蓄積され、アルツハイマー病の診断方法などの開発に活用される。2019年5月の時点で430万人のデータが集まっているという。現在はモバイルゲームの操作に慣れていない人でも、頭を動かすだけで操作できるVR版も開発されている（https://www.youtube.com/watch?v=Gcm6Yu9d4pM）。

通常、認知症は、患者は問診を受けながら様々なテストを受け、MRIやCTで脳の検査をして診断される。2019年の総務省の統計によれば、日本は65歳以上の高齢者が全人口の28・

4％。超高齢化社会を迎えた日本では、今後ますます認知症の患者は増えていくと予想される。高額なMRIを使って積極的に検査していくのは、医療費の面からも現実的ではないかもしれない。もっと簡単に比較的早期の患者にアプローチできれば、介護予防の効果があるとされる社会参加活動にもつなげられる可能性がある。認知症は、症状が進行すると認知機能の回復は非常に難しくなるため、早期に気づいて進行を遅らせるアプローチが重要になってくるのだ。

そもそも病院に行って検査をすることは心理的にもハードルが高い。しかし入り口がゲームであれば、アクセスはしやすい。ちょっとプレイを楽しむだけで、「認知症の恐れがあるかもしれない」とわかれば、本人や家族が医療機関につながるきっかけになるだろう。今後は、世界中から集まったデータをもとに、アルツハイマー病の診断に活用するだけでなく、症状の改善に活かすための研究も進められるだろう。

2019年には、著名な医学雑誌に、このゲームをもとにした研究による医学論文が3本ほど掲載されている。ついにゲームで医学論文が書かれる時代になったのかと感じた。世界的にも、医療とゲームに関する研究の狼煙が上がったということだろう。現在では、バーチャル・クリニカル・トライアルなる概念も生まれ、デジタル技術を活用した手法の臨床試験がどんどん進み始めた。

大ヒットしたスマホゲーム「ポケモンGO」に関する論文もアメリカで発表されている。位置情報によって日常の中でポケットモンスターを見つけるゲームだが、中高年のユーザーが楽しみながらウォーキングできる機会が生まれるのはいいことだと思う。

WHOは、認知症患者の数は、2050年までに1億3000万人を超えると予測している。世界中の人たちが、ゲームを楽しみながら、認知症の研究が大きく進むストリート・メディカル・ゲームの動きは、今後ますます盛んになっていくと予想される。

6 公共のトイレにポスターを貼るだけ。生理用ナプキンがつなぐ支援の輪 ——Street Medical Community

月に1度、女性には生理がある。外出先で突然生理になって慌てて困ったという経験をされた方も多いかもしれない。そんな生理をめぐって、同じ地域に暮らす女性たちが支え合うアイデアが生まれている。1枚のポスターによって、公衆トイレが地域の人たちをサポートし合う場に変わったのだ。生理用ナプキンが集まるポスターの取り組みから、ストリート・メディカル・コミュニティ（Street Medical Community）について考えてみよう。

2018年に発表された統計によると、アメリカには21万6000人を超えるホームレス女性がいる。ホームレスのシェルターもあるが、生理用品の支給は十分ではなく、毎月の生理が大きな問題となっている。現実的に、ホームレス女性にとって、生理用品を手に入れるか食事を控えるかといった選択を迫られるほどの死活問題なのである。生理用品を入手できなかったときは、靴下など衣類や新聞紙、ファストフード店のナプキンなどで対処せざるを得ない。衛生状態が悪

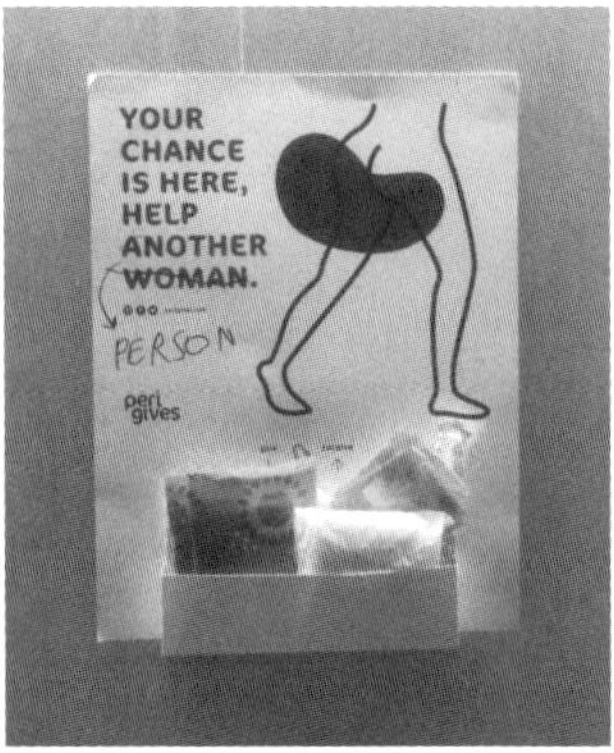
YOUR CHANCE IS HERE, HELP ANOTHER WOMAN.
PERSON
peri gives
ポスターの下に寄付された生理用ナプキン

いことで感染症にかかるリスクもある。

　この問題を知り、アメリカ・ニューヨークに暮らす3人の女性が立ち上がった。彼女たちはデザイナーやアートディレクターとしてのスキルを活かし、人々が望んだときに「生理用ナプキンを寄付できるポスター」をデザインしたのだ。紙に印刷して、一部をハサミで切って、組み立てるだけ。3ステップで誰でも簡単に作れるポスターである（**口絵4**）。

　プロジェクトを立ち上げる前に、試験的にホームレスが密集するマンハッタンにある地下鉄の駅、バスターミナル、公園の公衆トイレに、ナプキンを3、4個入れたポスターをゲリラ的に設置してみたところ、数時間後にはいくつかのナプキンはなくなり、寄付された所もあったという（**口絵5**）。

　実際に、ＳＮＳでの反応も大きく、様々なポスターの画像がInstagramやTwitter、Facebookに投稿された。ポスターの印刷費の寄付を呼びかけるFacebookページも立ち上がっている。アメリカだけでなく日本を含む海外のメディアでも報じられ、大きな反響を呼んだ。ポスター自体は昔ながらのアナログな手法だが、デザインの力によって、ＳＮＳで広がったのは現代的だと思われる。

この事例はホームレスの女性が対象だが、生理をめぐる問題は、なかなか声を上げにくく可視化されづらい部分もある。ポスターを貼ったり、持っている生理用品を寄付したりするだけで、誰でも気軽に支援に参加できるこの取り組みは、ストリート・メディカル・コミュニティといえるのではないだろうか。街ぐるみで課題を可視化して、当事者の間でソリューションが生まれた事例でもある。最近ではSNSを駆使したデジタルの施策が目を引くが、デザインの力によって具体的にモノの交換が生まれているのも素晴らしいことだと思う。公共の場を使ってコミュニティで支援するアプローチは、他の地域にも広げることができるものだ。

日本におけるストリート・メディカル・コミュニティの活動としては、一般社団法人世界ゆるスポーツ協会が企画した「トントンボイス相撲」がヒントになる。地域の高齢者が集まって、声を出して相撲を楽しむことで、喉のリハビリができてしまう取り組みである。

加齢とともに喉の機能は低下し、息がしづらくなり、食事がうまく飲み込めなくなったりする。高齢者がよく発症する肺炎に、誤嚥《ごえん》性肺炎がある。物を飲み込む働きが低下して口から食道へ入るべきものが気管に入ってしまうことを誤嚥というが、誤嚥性肺炎は、唾液や食べ物、あるいは胃液などと一緒に、細菌が誤って気道に吸引することにより発症する。

世界ゆるスポーツ協会が開発したトントンボイス相撲は、誤嚥性肺炎の防止にもつながりそうである。プレイヤーの「トントン、トントン……」という声に合わせてステージが振動し、紙でできた相撲力士を動かすことができる。高齢者の「喉のリハビリ」になるスポーツといえる。

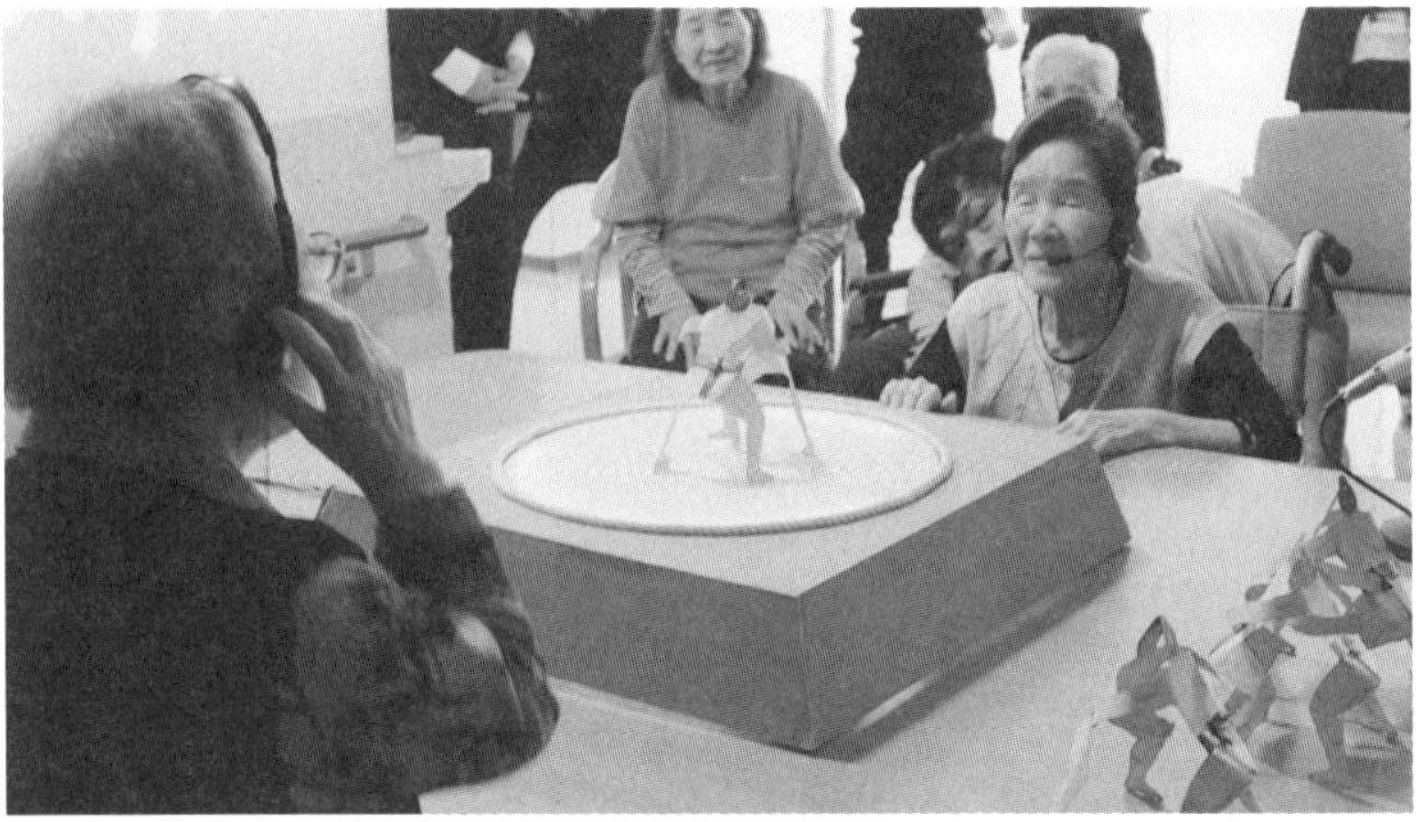

高齢者も楽しめる「トントンボイス相撲」/世界ゆるスポーツ協会提供

YouTubeでトントンボイス相撲の動画が見ることができるが、紙でできた力士を戦わせる相撲の遊びで、高齢者が思わず「トントン!」と大きな声を出す様子や、笑顔で楽しんでいる様子が印象的である。ひとり暮らしの高齢者などは、普段の生活で人と話す機会も少なくなりがちだが、トントンボイス相撲は、高齢者らが集まって楽しみながら健康をサポートできる仕組みにもなりそうだ。

運動したいと思ったときに、〝ハードな運動〟はフィットネスクラブやパーソナルトレーニングなどのサービスが対応している。一方、〝ライトな運動〟は、リハビリや介護などの医療や福祉がカバーしているが、週に1度など頻度は限られプログラムも決まっている。そして、なかなかフォローできないのが、ハードでもライトでもない〝真ん中の運動〟である。その人に合った適度なスポーツの機会を作ることが大切になるが、真ん中の運動は見逃されがちなのである。

「ゆるスポーツ」と新たに概念化することで、高齢者をはじめ運動に積極的でない人もスポーツに参加できる仕組みは面白い。トントンボイス相撲は、日常生活でできる運動へのアプローチとしても、ストリート・メディカル・コミュニティの可能性があるのではないだろうか。

7 「痛み」をイラスト化。医療とコミュニケーションの融合で「言葉の壁」を超える——Street Medical Graphic

針でチクチク刺すような痛み、ハンマーで叩かれたような痛み……。痛みにはいろいろな表現がある。病院に行き、医者に自分の症状をうまく言葉で伝えるのはなかなかハードルが高いものだ。国連によると、医療ミスの最大の要因のひとつは誤診だという。うまくコミュニケーションがとれないことで誤診につながるリスクはある。

では、言葉ではなくイラストで症状を伝えられたらどうだろう？　例えば、いろいろな痛みの中から自分の感じる痛みのタイプを選べばいいとしたら、今までよりスムーズに伝えられるかもしれない。ここでは「ストリート・メディカル・グラフィック（Street Medical Graphic）」の視点で、タイで展開されたキャンペーン「ユニバーサル・デザイン・オブ・ペイン」を見てみよう。

世界には7000を超える言語があり、なかでもタイには73の言語があるという。山間部などに少数民族も暮らしており、医療における「言葉の壁」という課題を抱えている。そこで、患者が症状を適切に伝えられるように、自動車メーカーのメルセデス・ベンツが政府機関であるタイ健康増進財団（タイヘルス）と共同で、ユニバーサルな「痛みマーク」を作成した（https://www.youtube.com/watch?v=N_rAmaQXfEA）。

痛みの専門家や医療ボランティアの協力のもと、広告エージェンシーのコミュニケーションデザイナーが、象徴的な痛みを13のイラストにまとめたのだ。トゲが刺さったような痛み、電気に感電したような痛み、押しつぶされたような痛みなど、誰でも直感的に痛みがわかるようになっている。医師と共通の言語が話せない患者でも、イラストを指し示すことで、どんな痛みかを正確に伝えられる仕組みである。

このキャンペーンの対象になったのは、異なる言語を話す農村部の患者と、彼らとのコミュニケーションに困難を抱えている保健所や医療ボランティアの医師だった。しかし、言葉の通じる国でも患者と医師の間でコミュニケーションの課題は抱えているし、グラフィックにはその問題を解決する可能性がある。タイに限らず、世界や日本でも導入できるユニバーサルな取り組みといえる。

例えば、くも膜下出血は、「後頭部を思い切りハンマーで殴られたような痛み」といわれ、脳出血は「じわじわと1日くらいかけて痛くなる」といわれている。すでに様々な痛みの表現があるが、医療現場では、患者に「どんな痛みですか？」と聞くことから始まる。これは患者のコミュニケーション能力に依存する質問でもある。最初から、痛みを分類したグラフィックの中から患者に選んでもらう方が、診察の精度は上がると思われる。また、体調によって言葉でうまく伝えられない場合も、イラストを指し示すことはできるかもしれない。

日本に暮らす外国人も増えているし、増加する訪日観光客の対応にも活かせる。また、海外旅行など、私たちが日本語の通じないところに行った際もグラフィックが使えると安心だ。医療と広告が手を組むことによって、医療のコミュニケーションが進化したケースである。

8 医師が「アート」を処方する時代。美術館と連携した海外の取り組み——Street Medical Art

美術館めぐりやアート散歩が好きな方もいると思う。日常にはない新しい刺激があったり、静かに作品や自分と向き合う時間ができたりして、気分転換にもなる。そんな美術館への訪問を、医師らが患者に「処方」する試みが、海外で始まっている。カナダ発の「ストリート・メディカル・アート（Street Medical Art）」の動きを見ていこう。

2018年11月、カナダのフランス系医師会は、国内最古の歴史を持つモントリオール美術館と提携し、心身に様々な健康問題を抱えた患者が、無料で美術館に入館して鑑賞できるようにした。家族などの同伴者も対象。芸術の健康効果を体験する1年間の試験的なプログラムで、世界初の試みだった。

実際に、美術鑑賞の処方をされた患者は、年間50回の無料入館が保証されたという。摂食障害など精神的な疾患を持つ人だけでなく、高血圧や糖尿病などの患者も対象になった。このプログラムには、開始の時点で１００人を超える医師が参加を表明。アートが人の健康にもたらす力に、多くの医師が理解と賛同を示したといえる。

モントリオール美術館の公式サイトにはアートセラピーのページがあり、医師会と提携し「無料で入れる安全かつ快適な場所、リラックスし、活力を回復させる経験、小休止する時間、愛する人との関係を深めるための機会を提供することで、患者の回復と健康に貢献する」と書かれた。美術館には、アートセラピーのためのスペースのほか診療室も設置された。期間中、アートを処方された患者たちはモニタリングされ、それぞれの治療に役立てられたという。

アートの〝社会的処方〟の動きはアメリカでも見られる。ニューハンプシャー州にあるクーリエ美術館は、薬物依存症の家族を対象に「アート・オブ・ホープ」というプログラムを実施。参加者は無料で入館でき、ガイド付きのトークやアート体験、無料の食事が提供されるという。他にも、虐待の被害を受けた子どもを対象にしたプログラムを実施する美術館もある。

ストリート・メディカル・ミュージックで紹介した呼吸器疾患のある患者のコーラス体験にも通じるが、治療中に美術館に行く時間をつくるのはいいことであり、アートを体験すること自体が、患者の生きる力につながることもある。この取り組みは、外科や内科による治療だけではない、新しいアプローチが生まれたことがわかりやすく実感できる事例だと思う。医療の「処方」という言葉を使って、手術でもなく薬でもなく、アートを処方する。医療の領域が広がっていることを示唆する動きである。

日本では、海外のような医療とアートのオープンな連携は、規制もあってまだ事例はないが、私もいつか実現したいと思っている。病院がアートを取り入れる動きは増えており、小児科の子どもたちがVRやリモートカメラを使って外を散策できるような取り組みなども進んでいる。

もちろん、アート自体は治療ではなく、美術館は病院ではない。しかし、治療で家と病院を往復する患者に、アートを楽しむ時間が生まれたら、QOLの向上にもつながるはずだ。

9 病院らしからぬ病院？ 暮らす楽しみを追求――Street Medical Hospital

日本にも〝美術館〟のような〝動物園〟のような病院がある。東京の東を静かに流れる江戸川に寄り添う社会福祉法人仁生社江戸川病院は、無機質なイメージだった従来の病院の固定概念を覆す、遊び心にあふれた病院である。黒を基調にした受付や、真っ赤な壁紙が目を引く病室、アートが描かれた階段、ダンジョン風のがんセンター入り口などは、さながら現代アートの美術館のようである（口絵6）。

さらに、病棟の入り口や院内には、いろいろな生き物が飼育されている。メダカをはじめ様々な魚が水槽で泳ぎ、10匹以上のカメやフラミンゴ、アルマジロ、グリーンイグアナ、ヘビ、ウサギのような見た目でネズミの仲間のマーラなどを観察することができる。ウミガメを飼っていたこともある。通院中の患者だけでなく、入院中の家族を見舞う子どもたちにも好評だという。

非常に斬新でユニークな江戸川病院は、1932年（昭和7年）に結核病院として設立され、現在は500床を超える総合病院として地域住民の健康を支えている。アートや生きものの取り組みだけでなく、救急や循環器内科、整形外科やがん治療などの最先端の医療も注目されているのだが、かつては〝普通〟の病院と変わらなかったという。

医療に新しい風を吹かせたのは、加藤隆弘前院長とその弟にあたる加藤正二郎院長。そこには地域の医療を軸に、患者や医療関係者だけでなく自然や生きものとの多様性を実現しようとする画期的な取り組みがあった。ストリート・メディカル・ホスピタルとしての江戸川病院の歩みを見ていこう。

2005年、前後してアメリカから帰国した2人は、二人三脚で「病院らしくない病院をつくろう」と院内の改革を進めた。先進的なアートを取り入れた前院長（当時は副院長）には、「普通に考えたら奇天烈かもしれないけど、気になって絶対に見るに違いない」という確信があったという。加藤院長は「兄は、いわば天才。この一線を超えたら人に強力なメッセージが伝わるとわかっていた」とふり返る。

一方、加藤院長は、自然やいのちと向き合えるサステナブル（持続可能）な環境をつくろうと、多様な生きものを増やしてきた。その背景について、「生病老死が感覚的に遠くなってきている」と現代社会の課題を挙げ、「いろいろな生きものがいのちを育んでいて、人間もそのなかの一部。みんな地球号の乗組員」と語る。院内のカメが10匹から13匹に増えたり、動物が1匹死んだりもすることも、いのちや環境について考える機会になるという。

当初から「職員が楽しく働ければ、必然的に患者へのサービスが向上する」という考えで始まったこの取り組みは、実際に採用にも良い影響が生まれている。江戸川病院には、獣医の資格を持つ検診センター長や動物好きな看護師が、やりがいを持って生き生きと働いているという。飼育員が、患者から動物の飼い方を教えてもらうケースもある。

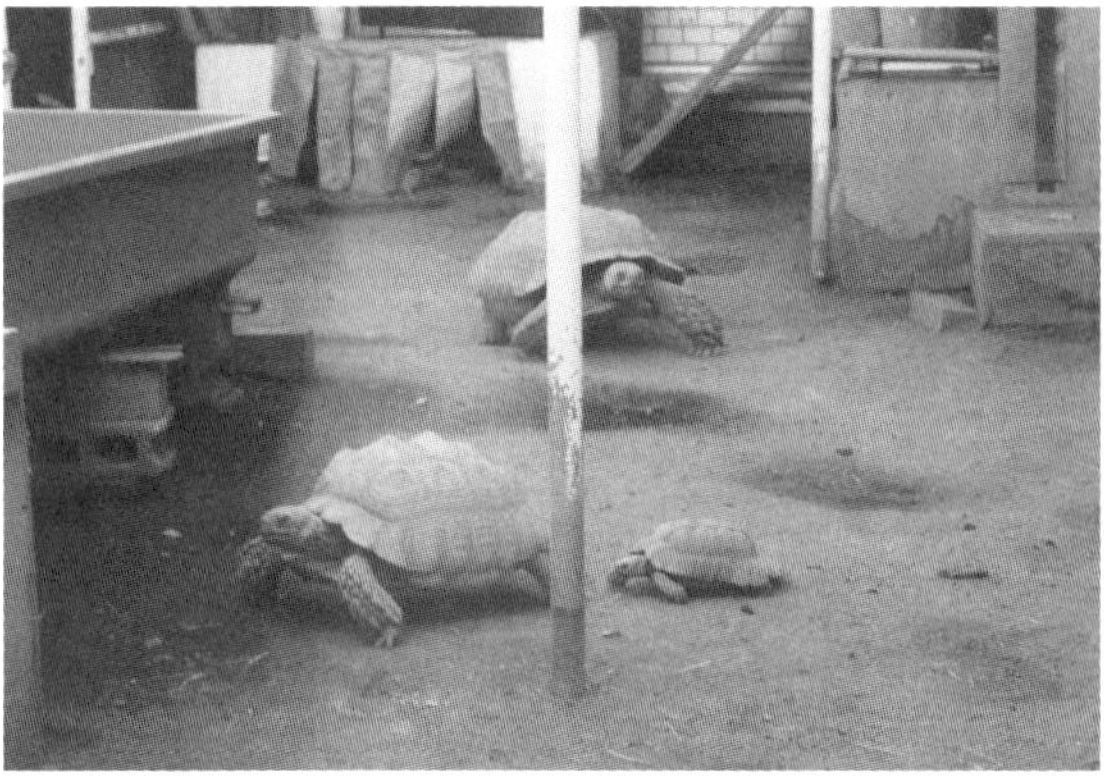
親ガメ子ガメが散歩する様子を、院内で見ることができる（笹川撮影）

ちなみに、アートの推進には「広告デザイン室」という専門部署もあり、ハロウィンなど季節ごとのしつらえを工夫したり、絵を考えたりしている。プリンターや壁紙などを使い院内で手づくりし、コスト削減にもつなげている。アートなどを展示することで、歴史ある病棟が明るい雰囲気に変わる。あくまでソフトや医療機器などに予算をかける姿勢を大切にしており、実は、ソファやインテリア用品などはオークションサイトで安価で落札することがほとんどだという。
持続可能な環境づくりは、病院の増床とともに立体的に広がっている。別棟の「メディカルプラザ江戸川」の入り口には、壁一面に屋内緑化が施され、10年かけて緑が生き生きと成長。エントランスには樹齢100年を超える3本の大木があり、鳥のエミューが飼育されている（口絵7）。次世代がん治療BNCTを導入する予定の新病棟には、入口に井戸があり、地下水を利用して地中に熱を逃す仕組みを導入。室外機のない病棟が完成していた。

江戸川の花火大会の日には、窓から見える花火を楽しもうと、見舞いに訪れる家族が院内にあふれる。「花火の時のおばあちゃんは超人気ですよ」と加藤院長は笑う。「もともと下町だから、目の前に困っている人がいたら助けてあげようとする人懐っこい人たちがいる」と、病院内だけでなく地域住民が支え合う医療の在り方にも目を向ける。とかく病院と外の世界が断絶しがちなところがあるが、江戸川病院は、医療関係者も患者も行きたくなるようなワクワクする病院、そして地域に愛される病院経営を実践しているのである（口絵8）。

インパクトがあってこそ世の中は動くと思うが、そういう意味からもまさに金字塔を打ち立てた病院ではないだろうか。公立病院ではないからこそできるトップダウンのスピード感ある取り組み。スタッフを大切にする病院側の姿勢も素晴らしく、患者にとっても地域の人たちにとっても通院や入院が楽しい時間に変わりそうである。このような取り組みは医療スタッフだけでは実現できない。これからは、医療と人をつなぐコミュニケーションデザイナーのような存在も病院には必要なのかもしれない。

江戸川病院のモットーは「みんなのしあわせとおもいやり」。加藤院長は「〝みんな〟は一体誰なのか、患者さんだけじゃない。職員も入っている。その辺の虫や猫や犬も、みんな含めて地域社会」と投げかける。テクノロジーは進化したが、急速に進む少子高齢化によって、これまでの医療を支える仕組みも限界を迎えている。そのなかでどんな生き方をするのか。どう健康と向き合うのか。本当の意味でのストリート・メディカル・ホスピタルについて考える機会になりそうである。

10 減煙が楽しくなる? 喫煙家に寄り添うタバコのアイデア ――Street Medical Tobacco

日本でも受動喫煙の問題をめぐる法律が変わり、多くの人がいる施設や鉄道、飲食店では、屋内での喫煙が原則禁止となった。子どもや患者のいる学校や病院では、屋内だけでなく敷地内も喫煙は原則禁止になっている。タバコを吸わない人や子どもたち、患者にとっては、健康的に過ごしやすい環境が広がった。

この流れ自体はいいことだと思うが、世の中には喫煙者も暮らしている。タバコには依存性があり、やめたいと思っても簡単にやめられるものではない。タバコの一服が気分転換という人もいるだろう。

ヒューマニティに寄り添うという意味で、「ストリート・メディカル・タバコ (Street Medical Tobacco)」では、喫煙家のライフスタイルと向き合ったアート作品を紹介したいと思う。喫煙

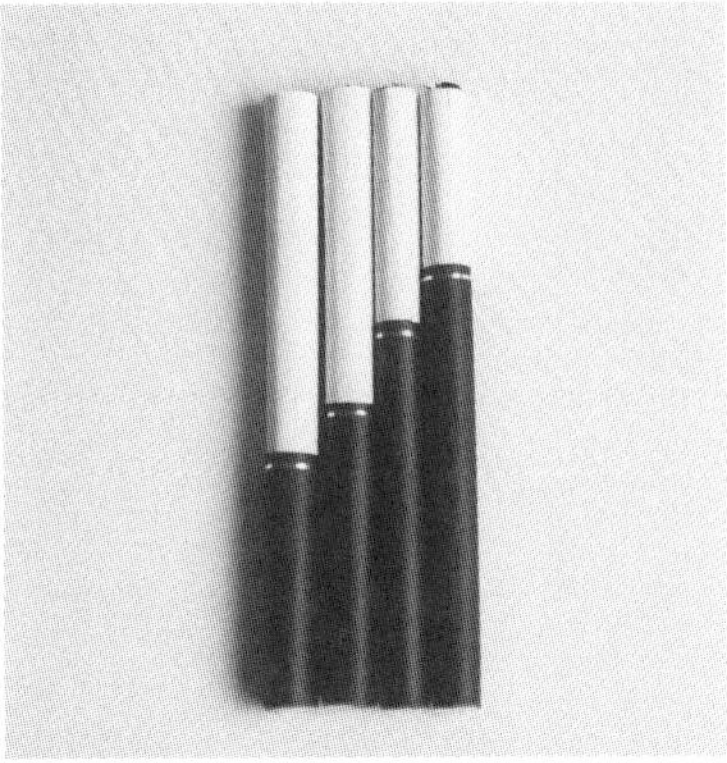

1本ずつフィルターの長さが異なるタバコ
©YI WEN-TSENG

家の目線に立って、ちょっと健康的に暮らすためにどんな工夫ができるだろうか。

台湾のプロダクトデザイナー、イー・ウェン・ツェンさんが考えたのは、タバコを吸う人の生活をほんの少し健康的にする4つのアイデアである。喫煙者にとって禁煙のプロセスにはストレスもある。しかし、遊び心があるこのタバコなら楽しみながら試せそうなのである。

1つ目のアイデアは、「たばこ運」が試せるというもの。このタバコは1本ずつフィルターの長さが違っていて、どれを引くかで喫煙時間が変わる。いつものように吸えるときもあれば、短いフィルターで少ししか吸えないときも。まるでロシアンルーレットのようで、喫煙時間に変化をつけることができる。

2つ目は、タバコを「シェア」できること。喫煙者なら「タバコありませんか?」と聞かれた経験があるかと思う。このタバコは手で簡単に半分にすることができ、誰かとシェアして吸うことができるのだ。一緒に吸うパートナーがいることで、喫煙量が半減する仕組みである。禁煙したい人同士なら、一緒に減煙できそうだ。

3つ目は、「日にち」がわかること。タバコには1本ずつ日にちがエンボス加工で刻印されており、箱には月がデザインされている。1日1本の喫煙ペースの目安になっていて、実際は日によって吸う本数も変わると思うが、自分がどれだけ吸ったか意識できる仕組みである。

4つ目は、「追跡可能」であること。タバコはそれぞれナンバリングされていて、もしポイ捨てしても誰の仕業かわかるようになっている。道端にタバコの吸い殻を見つけることがあるが、もしタバコから追跡できたら、ポイ捨ては激減するのではないだろうか。マナー違反のポイ捨てについて注意喚起を促すデザインである。

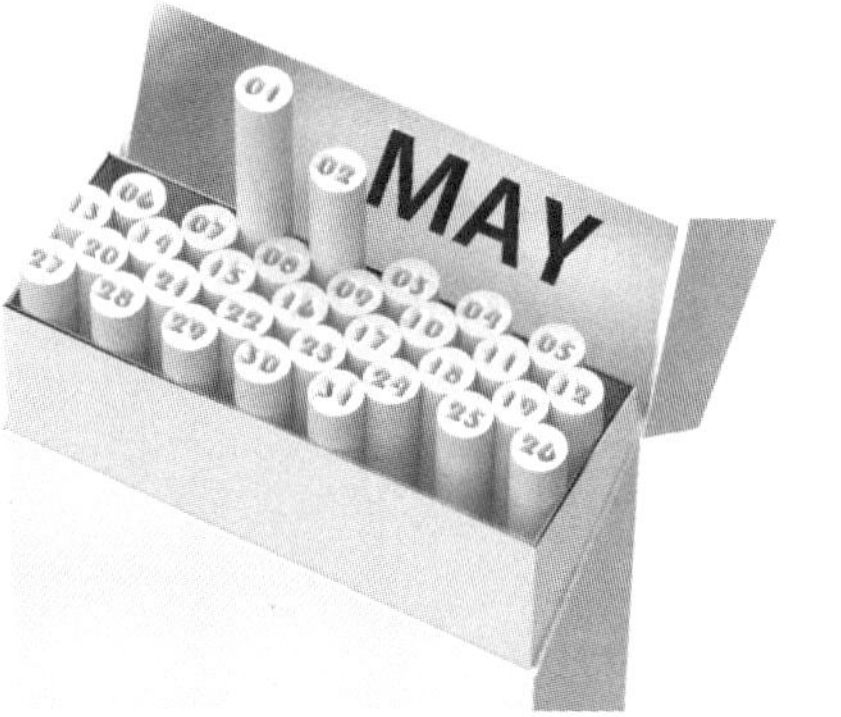

タバコに日づけが入っている　©YI WEN-TSENG

この作品は、テクノロジーメディア「WIRED」などで紹介されていた。デザイナーは、「誰かを幸せにするものであれば、どんな習慣でも悪だと決めつけることはできないと思う。ただ、その習慣が、ちょっとだけでも健康的になればいい」とコメントしている。

実際、禁煙外来に来る人は「禁煙したい」という意思はあるのだが、ある大学の調査によると、それでも2カ月間禁煙できる人は約4割しかいないのが現状である。

そのくらい禁煙は難しいことなのだ。最近よく聞かれるようになったが、ナッジの考え方で、行動をサポートしていくことも大事だと思う。このタバコは、デザインでソリューションを提示している点が素晴らしい。かっこよさを失わないことも喫煙者にとって大事な部分だと思われるし、その意味で、同じタバコというフォーマットで少しずつ変化を試せるのは、喫煙者目線に立ったアイデアではないだろうか。これはあくまでアート作品で商品化はされていないが、実際に喫煙者の目線で、彼らのライフスタイルを変える、健康につながるプロダクトが生まれるといいと思う。

最近は電子タバコや加熱式タバコもあるが、禁煙に役立ったり、受動喫煙を防げたりするわけではない。禁煙や分煙に向けた動きが進む社会で、喫煙者のヒューマニティを大切にしたストリート・メディカル・タバコのことも、お互いに考えていけたらいい。

11 医療ケアが必要な子どももおしゃれを楽しめる「病児服」——Street Medical Fashion

病気の子どものなかには、点滴をしたり人工呼吸器を使ったり、胃ろう措置(口から栄養を摂るのが困難な人が胃から直接栄養を摂取するための医療措置)をしたりする子もいる。医療的なケアが必要とされる彼らは、どんな服を着ればいいのだろうか。普段あまり意識することのない、病気や障害がある子のおしゃれを考える「ストリート・メディカル・ファッション(Street

Medical Fashion）」の取り組みを見ていこう。

病児服や生活雑貨を販売する「パレットイブ」というブランドがある。ハリネズミ、バナナ、青いストライプ柄のシャツ……。パレットイブのWEBサイトには、可愛らしいカラフルなアイテムが並んでいる（**口絵9**）。胃ろうカバーや栄養剤の注入ボトル、腕に力が入らなくても着脱できるフロントシャツである。

病児服は、ボタンを外せば肩から袖口にかけて開くことができ、1枚の布でつながっていて、ケアする人の負担を軽くするつくりになっている。病児服の説明には、「点滴をしていても、体を大きく動かすことが難しいお子様でも、無理なく着ることができ、着せることができる。緊急時でも簡単に洋服を脱がせることができるのでスムーズな医療を提供することが可能です」とある。実際に、股のマチ部分は深く余裕があり、オムツ交換などの際に寝ている姿勢でもスナップが留められるようになっている。紺色のロンパースのほか、グリーンやピンク、グレーなど5色の肌着が揃っ

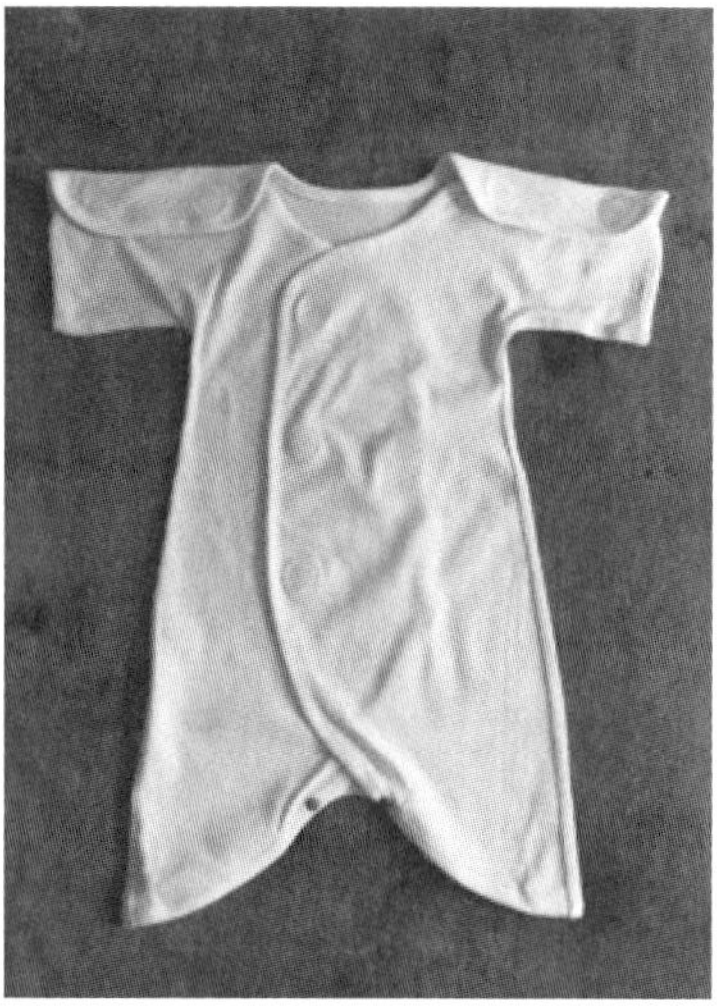

肩から袖口が開き、
1枚の布でつながる「病児服」
撮影：三島史子

ている。

これらのアイテムを開発したのは、パレットイブ代表の奥井のぞみさん。きっかけは、重度の脳障害で生まれた長男の着替えに困り、服を自分で作ったことだった。生後3カ月の頃に、医師から「服を着ていい」といわれ、市販品の肌着も試してみたそうだが、人工呼吸と胃ろうが必要な長男に合う市販の服はなかったという。

袖を通すにも一苦労したり、点滴の針が外れたり……。大人向けの病児服はあるのに赤ちゃんが着る服はない。「(病児服が)ないなら自分で作ろう」と思い立ったのが原点だった。妊娠中からベビードレスを手作りするなど、ミシンの経験が活きたという。

試しに自作してみた服を入院先で長男に着せると、看護師は「着せやすい!」と驚き、喜んでくれた。きれいな色の病児服のおかげで、部屋の印象も明るくなった。オムツ替えも抱っこもできない長男に、奥井さんは病児服を作ってあげることができたのだ。

2015年、長男が危篤状態になったことをきっかけに、奥井さんは「困っている人は他にもいるはず」と、同じように在宅介護する人たちのために事業化を決意。最初はオーダーメイドの受注から始め、今は開発した病児服や生活雑貨をオンライン通販するほか、SNSで発信し、全国の展示会に足を運んでいる。

病児服だけでなく、胃ろうをカバーするペグカバーには、動物や花などいろいろな柄がある。表情がわかる子は、「今日はこれがいい」と気持ちを伝えるコミュニケーションの手段になっているとか。子どもを連れて学校や病院の診察に行ったときにも、可愛いアイテムが会話のきっかけになることも多く、お母さんお父さんの気持ちも上向くという（**口絵10**）。

その日のおしゃれで気分が変わることは、多くの人が経験しているだろう。患者やケアが必要な人たちも、おしゃれが工夫できたら、本人はもとよりその家族や周囲の人たちの心や生活を豊かにできるのではないだろうか。

胃ろうだけでなく、人工肛門など体の部位に穴が空いている人は実はたくさんいる。そうなったときに何を着ればいいのか、みなわからなくて困ると思う。病院も知らないので、アドバイスができない。実際に困った奥井さんが、自ら答えを作って、社会に広げていく活動をされているのは素敵だと思う。

私自身も父の看病をしている。背中の手術をした父は、術後1年間は背中の穴をガーゼで拭く処置をして、内部を清潔に保たなければいけない。父のような患者が何を着ればいいのか。医師の私にもわからないのだ。当事者の家族として思うのは、選択肢がなさすぎるということ。医療に関わるアイテムの開発は心理的ハードルや規制などの障壁が高いものだが、病児服のように病気の人が着られる服の選択肢はもっと増えるべきだと思う。他にも、ベッドや家具といった身のまわりのアイテムなど目を向けられることはたくさんある。

奥井さんによると、小児病院などで病児服の導入事例はあるそうだが、院内着のリース会社を決めるのは現場の看護師ではないため、病院での普及に高いハードルを感じているという。すぐに病院で導入できなくても、例えば医師が病児服の情報を親に伝えるだけでも、入院生活や退院後の在宅介護をサポートするうえで大きな意味があると思う。

「医療用具は白が多い。色を選ぶ楽しさがある」と奥井さんは語る。ファッションの医療領域への活用方法は無限にある。患者のQOLの面でも、院内着などの選択肢が広がることが望まれるし、子どもだけでなく、大人でも、抗がん剤治療中のがん患者など、病気を治療する様々な人がおしゃれを楽しめるようになればいい。

12 精子セルフチェック、男性が始める「妊活」が世界最大の広告祭でグランプリ——Street Medical Reproduction

少子化が進む日本。出生数は1973年の210万人をピークに下降し、2016年に初めて100万人を下回った。厚生労働省の調査によると、平均婚姻年齢は男性が33・3歳、女性が31・1歳。晩婚化が進むにつれて、子どもを欲しいと思うカップルの年齢が上がっているが、同時に不妊治療をする夫婦も増えており、夫婦の5・5組に1組が不妊の検査や治療を受けたことがあるという。

それほど不妊治療は身近な問題なのだが、原因は主に女性だと思っている人はいないだろうか。妊娠・出産を経験するのは女性だが、WHOの調査によると、不妊症の48%が男性に原因があるとされている。その内訳は「男性のみ」「男女両方」がそれぞれ24%で、妊活は、男女がともに向き合うことでもあるのだ。女性はキャリアと育児の両立など自分のライフプランと向き合う機会も多いのだが、男性はすぐに妊活を自分ゴトとして捉えにくい部分があるかもしれない。

そんな現状に風穴を空けるサービスが、日本から生まれた。スマホでできる精子のセルフチェック「Ｓｅｅｍ」だ。世界から注目を集めた「ストリート・メディカル・リプロダクション（Street Medical Reproduction：生殖）」の動きを見ていこう。

リクルートライフスタイルが開発したＳｅｅｍは、スマートフォンアプリと専用キットを使い、精子の状態を自分でチェックできるサービスで、オンラインストアや一部のドラッグストア、家電量販店などで購入できる。使い方はシンプルで、まずは精液を採取し、精液が液化するまで15～30分待つ。液化したら採取棒を使ってレンズの上に精液を載せる。その後、アプリを起動したスマートフォンのフロントカメラにレンズをセットして動画を記録。約１分で精子の濃度や運動率が表示される仕組みである（**口絵11**）。

男性の10人に１人は精子の状態が悪く、１００人に１人は無精子という検査結果もある。もしセルフチェックによって無精子症などの可能性がわかれば、専門の医療機関で検査するきっかけにもなるはずだ。

事業開発者であるリクルートライフスタイルの入澤諒さんは、前職で女性のカラダや遺伝子検査サービスなどヘルスケア領域のアプリやサービスの開発経験があり、知見を生かして「男性の妊活参加のきっかけを作りたい」とＳｅｅｍの開発を進めたという。約１年半かけて、当初は１

人でメーカーやIT企業などと協働で、精子を撮影するレンズや画像解析プログラムを開発し、医療機関と臨床試験や社内でのユーザーテストを実施。ユーザーテストで実際に20人がSeemを試したところ、4人に男性不妊の疑いがみつかり、うち1人は無精子症の可能性があることがわかったという。その後、専門機関で検査を経て1人は先天性の無精子症と診断。不妊治療を開始し、アプリの利用をしてから半年後に妻の妊娠につながったそうである。

妊活というと、女性が基礎体温を測るタイミング法を半年から1年ほど試してから不妊治療をするために産婦人科に行くケースを思い浮かべるかと思う。妊活を始めてしばらく経ったタイミングで男性の無精子症がわかるのは時間的に大きなロスである。男性が自ら精子をセルフチェックして早期に発見できれば、女性の精神的なストレスや、金銭的負担を軽減できる。

2016年11月にリリースされたSeemは大きな反響を呼んだ。ユーザーからは「病院になかなか行ってくれない夫を持つ、妻の救世主だと思いました」という女性の声や、「Seemがきっかけで病院に行き、自分の精子に異常があるということがわかった。無駄のない不妊治療ができた」「これをきっかけに夫婦で妊活について話せるようになった」いう男性の声などが届いたという。

Seemは、テスト販売を経て発売前に2016年度のグッドデザイン特別賞［未来づくり］を受賞。2017年にはサービス開始からわずか半年のタイミングで、世界最大の広告祭であるカンヌライオンズでグランプリをはじめ数々の賞を受賞した。ジェンダーイクオリティ（男女平等）やダイバーシティ（多様性）の問題は、近年ニュースや広告でも話題になっているが、男性も主体的に参加できる妊活の第一歩として、世界でも大きな反響を呼んだ。性と生殖をめぐるリプロダクティブヘルスの領域で、「男性不妊」を可視化し、妊活における男女格差を埋める新サービスが誕生したことが注目を集めた要因のひとつではないだろうか。Ｓｅｅｍは、プロダクトを作るだけでなく実際に男性の意識や行動が変容したことも評価されたという。

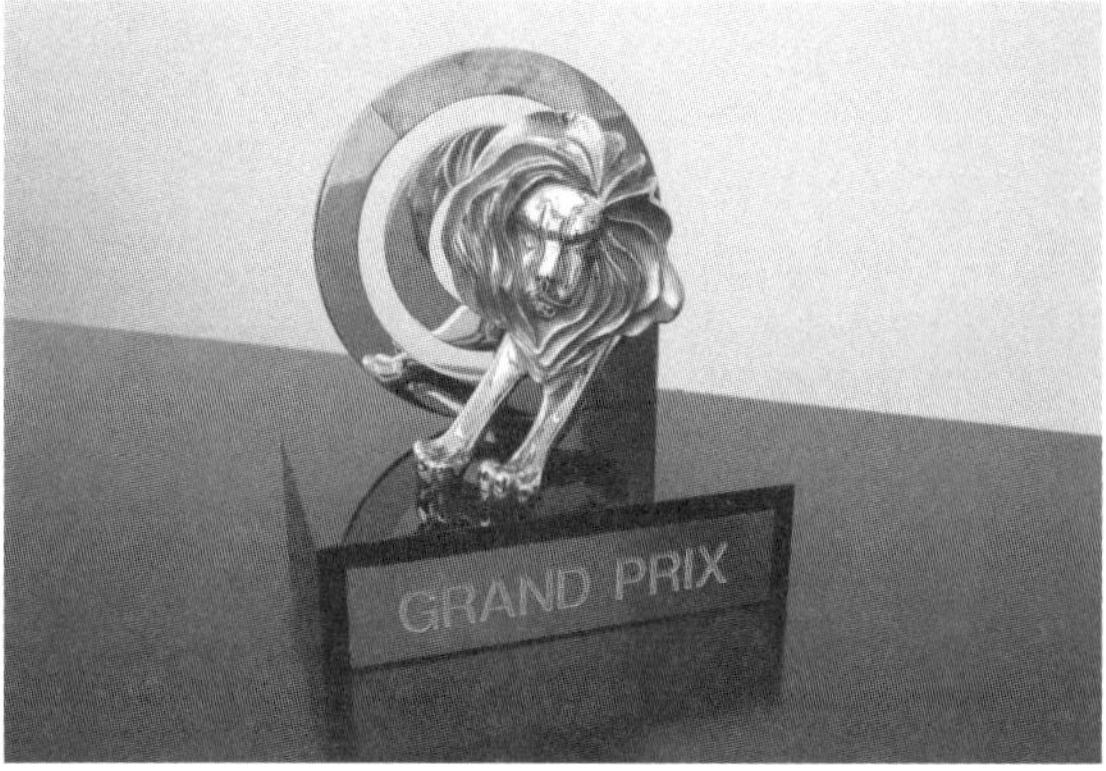

「Seem」は世界最大の広告祭であるカンヌライオンズでグランプリを受賞。

　入澤さんは、精子のセルフチェックを通じて「最初に男性が行動を起こすことで、（妊活の）全体の形を変えることができます」と手応えを語ってくれた。日本の不妊治療の現場では、最初に女性側の原因を調べてきたところがある。どうしても生殖のことは女性に負担がかかるのだが、男性側でもできることに焦点を当てたことは新しい動きといえる。

　気軽でシリアス過ぎないＳｅｅｍ（「精液」や「～かもしれない」を連想するワード）のメッセージや緑のパッケージのおかげで、男性も「面白そう」「ちょっと試してみよう」という〝ゲーム〟感覚で試すことができ、実際のアクションにつながっている部分もあるだろう。これまでタブーとされてきたことがオープンに話せるようになり、この領域のコミュニケーションが生まれていることは、医療のソーシャライズ（社会化）だと思う。

Ｓｅｅｍは、医療機器ではなく「雑貨」としてオンラインや店舗で販売されているが、入澤さんは、「不妊に悩む前に動いてもらうために、いろんなところで手に取ってもらえるように、明確な意思を持って『雑貨』にした」とふり返る。事前に行政や関係省庁の担当者に説明して「医療機器にはあたらない」ことを確認して進めたという。

従来の医療機器メーカーや製薬会社ではない企業、リクルートの新規事業として生まれたサービスであることも興味深い点である。もしかしたら従来の医療関連メーカーでは、Ｓｅｅｍのようなサービスや雑貨が新規事業になる可能性は低かったかもしれない。〝準診断〟的なサービスが、ほぼリスクを問題視する声なく流通し、市場や消費者の理解が得られていることは、医療においてはアウトサイダーともいえるリクルートのような企業だからこそできた社会実装の事例だといえる。

入澤さんは、前職で開発に携わった遺伝子検査サービスが健康オタクの人にしか響かなかった経験をふまえ、「これでは一般の人に届かない。世の中は変わらない。リクルートで『精子』『ヘルスケア』なら、世の中に面白い発信ができる。少子化や男性不妊など、社会課題も一緒に話せる」と考えたと明かす。企業のヘルスケア領域への参入について「テクノロジーによって、参入の垣根が下がっている」「医療系のサービスは、〝やらなきゃいけないこと〟に寄りすぎると共感が得られない。健康管理はつまらないものですが、やること自体が楽しいと思えるサービスが増えるといいですね」と語ってくれた。

「フェムテック」と呼ばれる女性向けの健康関連テクノロジー産業も成長しており、生理用品のデザインなども広く議論されるようになった。人の健康やライフスタイルに寄り添うアイデアやテクノロジーを医療と掛け合わせることで、様々な企業から新しい事業が生まれている。Seemに続くようなストリート・メディカル・リプロダクションや、楽しみながら健康になれるヘルスケアのムーブメントが広がることを期待したい。

第4章 社会に新しい医療をインストールする
——Street Medical Sustainability

前章を読んでいただき、医療新時代の兆しを感じていただけだであろうか？

これまでの事例からもわかるように、ストリート・メディカルのような概念を担うのは医学者だけとは限らない。むしろ、これまで交わることのなかったような、異なる領域の専門家やステークホルダーが絡みあい、ワンチームとなって医療の可能性を創造していく活動が重要となる。

ありがちなフレームに感じるかもしれないが、このような考え方はまさに「言うは易し行うは難し」であり、これまで外の世界と一切交錯することのなかった「医学」の世界ではことさらであるといえる。実際、この活動は、私が医学部在学中から、様々な専門家の多大な尽力とともに可能性を追究してきたものであるが、これまで約10年にわたって苦難と挑戦の連続であった。このような活動の灯し火を、絶やさず、大きく育てていく活動が、今後ますます重要と考えてきた。

図表4-1 ストリート・メディカルの実践の歴史

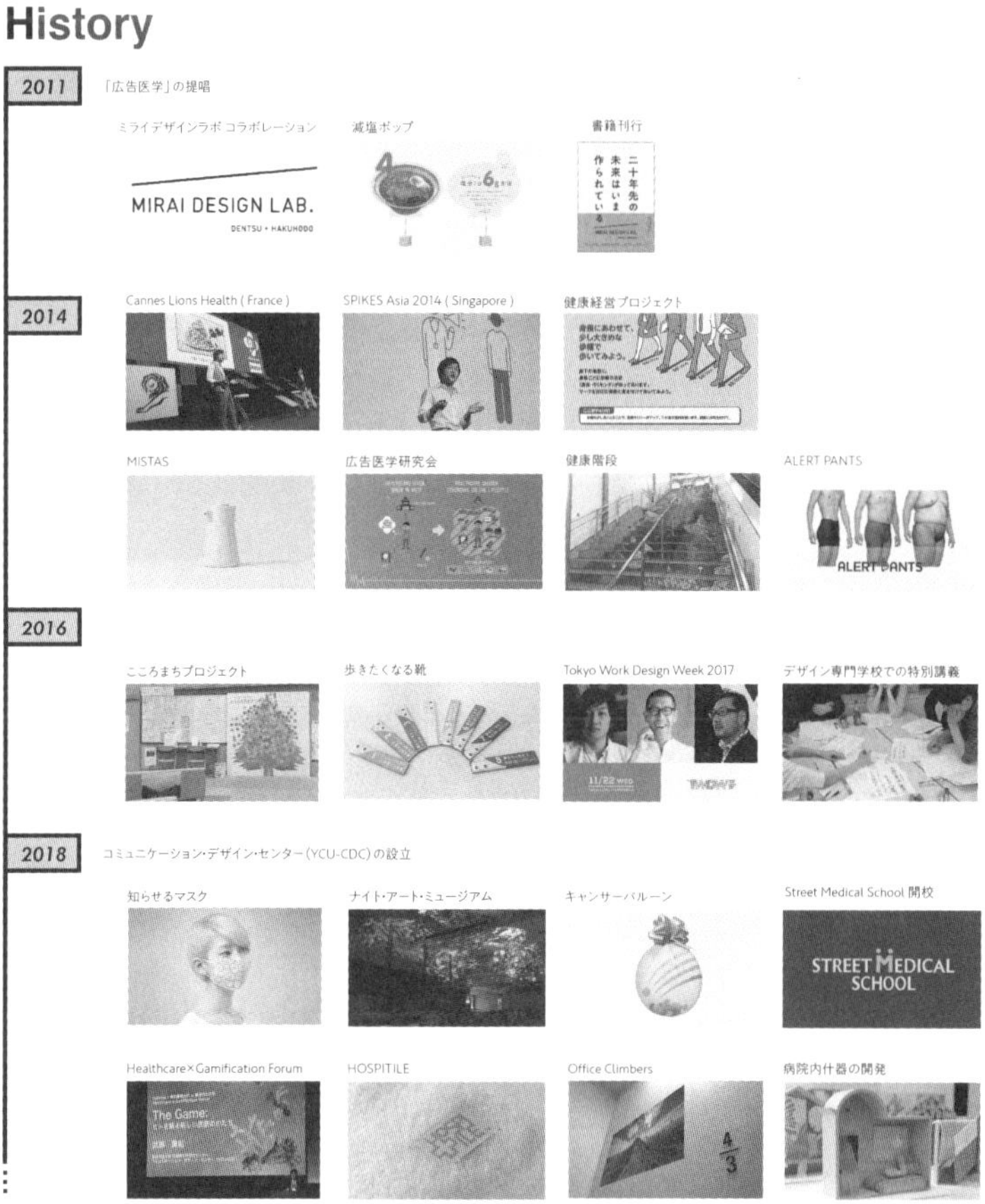

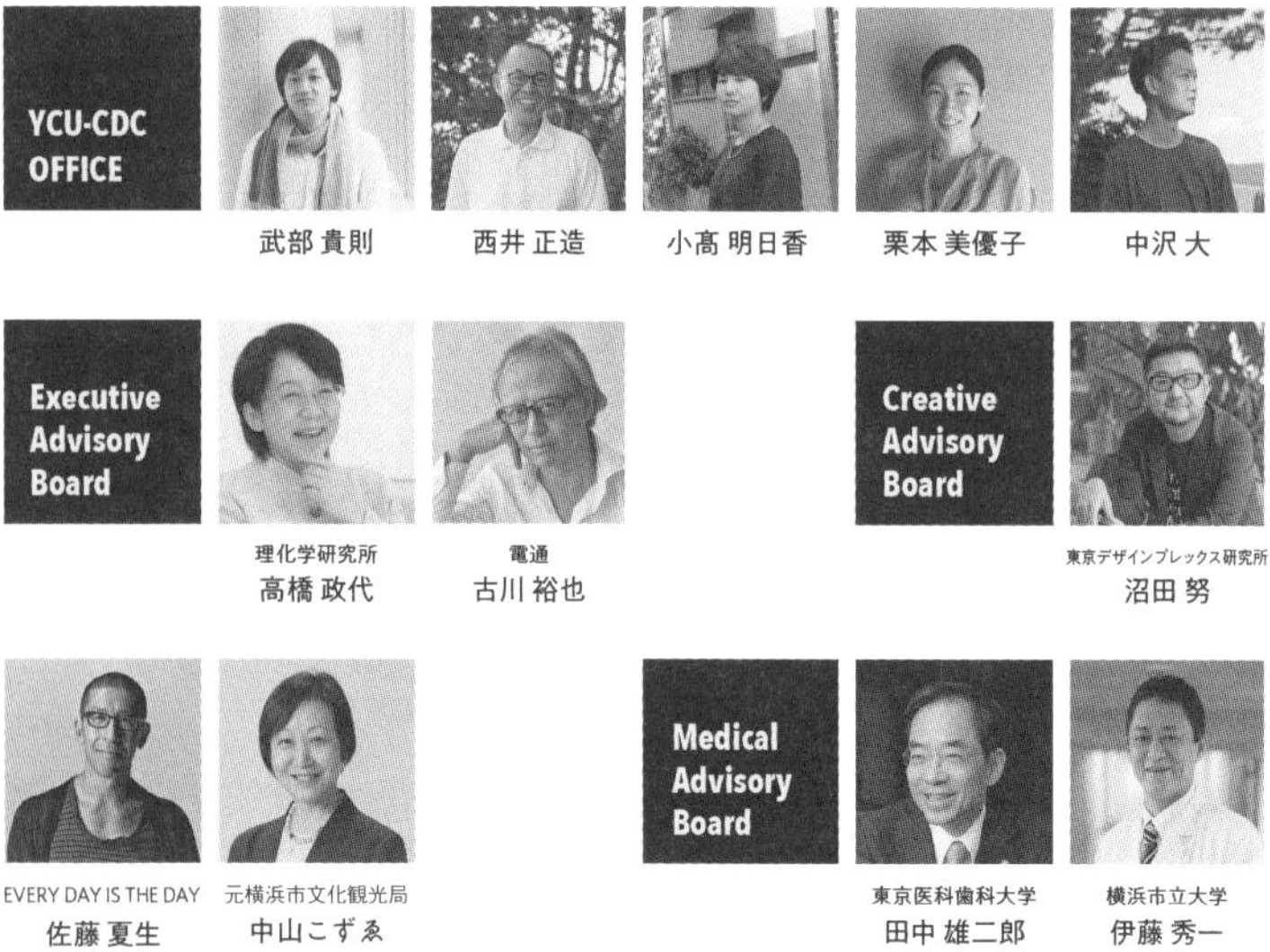

YCU-CDCメンバーの顔ぶれ

Creativity for Cure

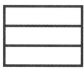

YCU-CDCのロゴ
Creativity for Cureは、新しい方法論を、3つの四角はHumanityの構成成分（Social, Mental, Physical）を示唆する。

そして2018年、私はストリート・メディカルの概念の重要性を世界に発信し、社会に根付かせるための活動を体系化・本格化させることになる。すなわち、ストリート・メディカルの世界初の研究拠点として、横浜市立大学の医学部キャンパス内にYCU-CDC（コミュニケーション・デザイン・センター）を開設することになった。当センターでは、教育学者やクリエイターを専任のスタッフに、一流の研究者や医療従事者、クリエイティブ・ディレクター等をアドバイザーに迎え入れることに成功した。各界のトップ人材の支援をいただきながら医学系研究施設内に正式設置された事例は、国内外を通して初の試みであり、今後の活動に期待いただきたいところである。

YCU-CDCでは、今後、ヒューマン・セントリックな新たな医療の価値、ストリート・メディカルを社会に展開していくための活動を推進していく。新たな価値を想像し、課題解決の可能性を創造、社会に提起したいと考えている。

本章では、我々の考える持続可能な取り組みのために必要な4つの視点とその活動の現状を紹介したい。

1 ストリート・メディカル（Street Medical）の持続可能な開発プロセス

さて、我々が将来具現化を試みたいと考えているのは、ストリート・メディカルの社会実装である。したがって、コミュニケーション・デザインにおける研究のフレームは、より大きなビジョンとともにある。すなわち、次に示す「4iフレーム」と呼ばれる4段階の実証プロセスを通じて、YCU-CDCの考えるソリューションが当たり前のように社会に展開されていることが理想形と考えている。

①**Imagine**：未認識の解決課題を発見し、可能性を想像。

②**Inspire**：得られた課題を社会に提起。

▌図表4-2▌What we do？—4iフレーム

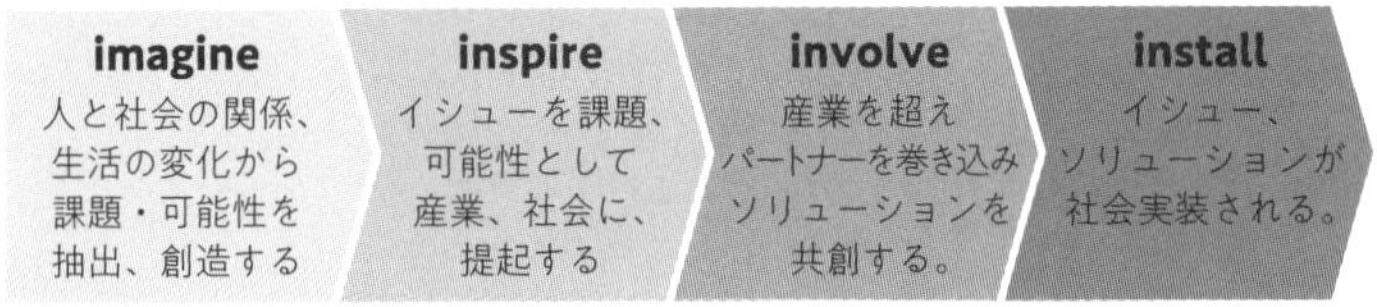
imagine
人と社会の関係、生活の変化から課題・可能性を抽出、創造する
inspire
イシューを課題、可能性として産業、社会に、提起する
involve
産業を超えパートナーを巻き込みソリューションを共創する。
install
イシュー、ソリューションが社会実装される。

▌図表4-3▌YCU-CDCが提供する4つのファンクション

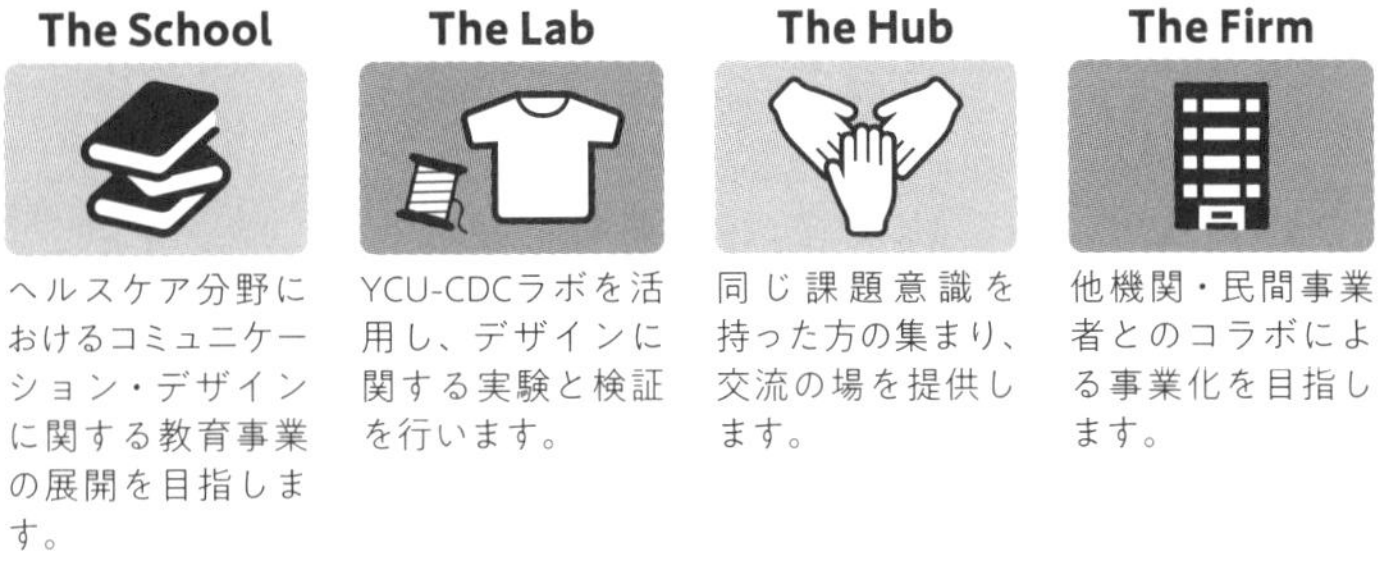
The School
ヘルスケア分野におけるコミュニケーション・デザインに関する教育事業の展開を目指します。
The Lab
YCU-CDCラボを活用し、デザインに関する実験と検証を行います。
The Hub
同じ課題意識を持った方の集まり、交流の場を提供します。
The Firm
他機関・民間事業者とのコラボによる事業化を目指します。

③**Involve**：産業パートナーを巻き込んでソリューションを共創。

④**Install**：ソリューションが社会に実装。

コミュニケーション・デザインの考え方に基づき、健康・医療における諸問題を解決し続けていくには、持続可能な体制を実現することが必須である。

そこで我々は、未来の担い手の養成（The School）、利益追求に依存せずに試作・試行を繰り返す基礎研究ができるシステム（The Lab）、活動の成果を発信したり、プレイヤー同士が交流できる場の形成（The Hub）、それらで生まれた萌芽的なアウトプットを社会化、産業化するための仕組み作り（The Firm）を4本の主たる機能としながら、概念普及に努めることが持続可能な開発にリンクしてくるものと仮説を立てている。

1 ストリート・メディカル・スクール(Street Medical School)

アフタースクール形式のストリート・メディカル実践教育プログラム、渋谷に開設
——医療の可能性を、ストリート・スマートな教育で広げる！

ストリート・メディカル型の考え方を世界中に浸透させていくためのアプローチとして、医療の可能性を広げる担い手の絶対数を増やしていくことが挙げられる。我々は、このような実践者を仮に「ストリート・メディカル・フェロー（SMF）」と呼んでいるが、フェローを持続的に、そして地道に育てていくための教育プログラムはこの世に存在しない。フェローを育成し、次世代医療の担い手を増やしたい。そんな思いから始まったのが、このストリート・メディカル・スクール構想である。

社会人向けデザイナー育成機関「東京デザインプレックス研究所」（以下、TDP）と共同で、新しい教育プログラム「ストリート・メディカル・スクール（Street Medical School）」を開設することになった（2019年7月開講）。このスクールは、正式な単位制度のないいわゆる「準正課活動」であるが、医学術体系から得る知識や技術とその医療体制に限らない、実生活の環境（Street）での医療の実践を志す人材（Street-medical fellow）の育成を目標として掲げ、校是を「病を診ずして、人々を観よ。」として設立された。

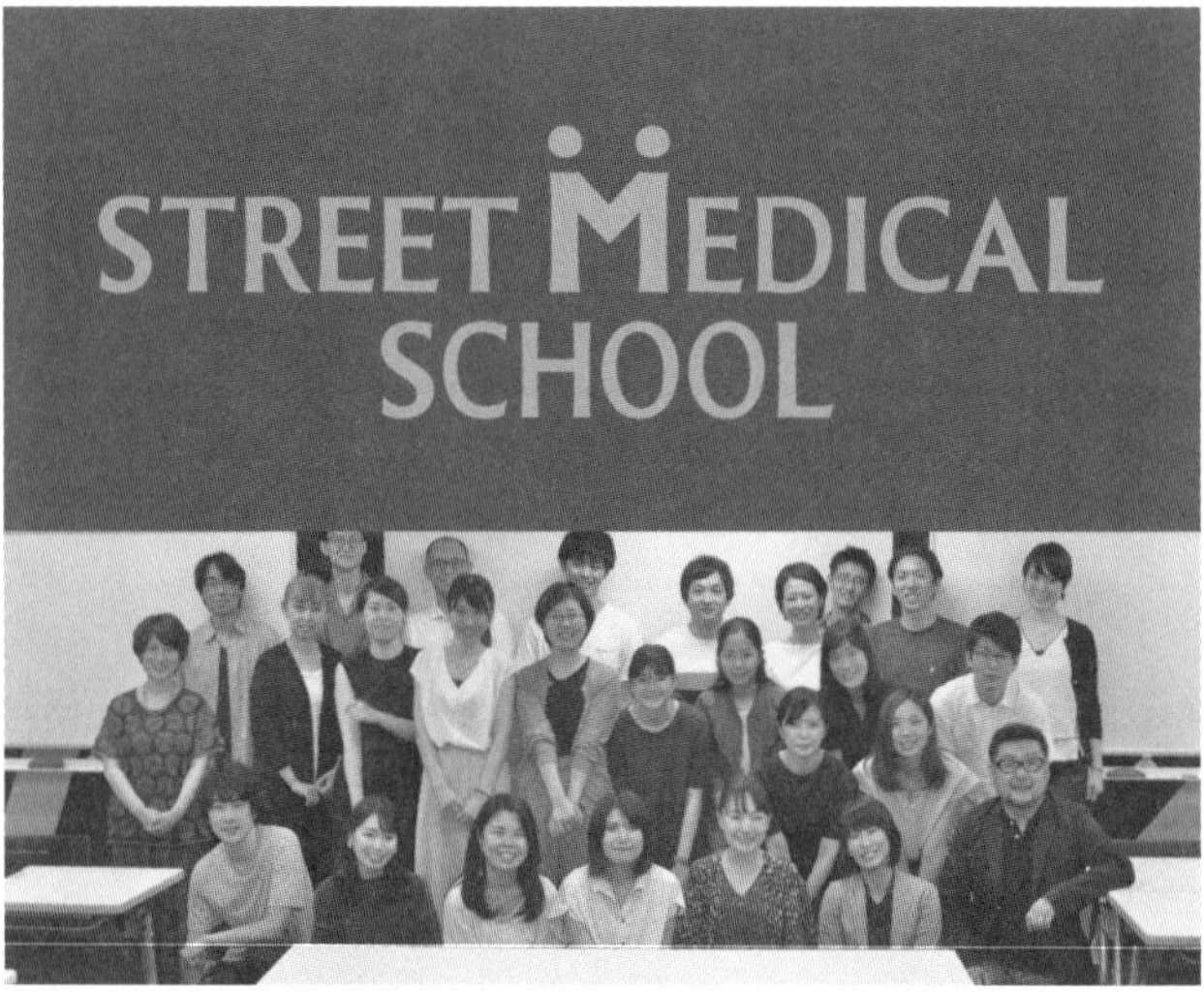

Street Medical Schoolのロゴと第一期生のメンバー

２０１９年度は、選抜された医学生や看護師、医学研究科大学院生や作業療法士など医療系十数名と、グラフィック・ウェブ・空間のデザイナーなどのＴＤＰ在籍生、修了生十数名が参加してくれている。またストリート・メディカルの考え方に賛同してくれた各界のトッププレイヤー（大手広告代理店トップクリエイターや独立系クリエイティブ・ディレクター、臨床医、研究者、医療情報発信企業の代表など）を講師として迎えることができた。

１年目のスクールのカリキュラムの概要は次の通りである。

最初の８カ月、上記の講師陣による「未来洞察とデザイン思考」「デジタル時代のアナログ教育の意味」「医療情報発信の今」「『便』を通してみる『医療』」「ビジネスデザインと

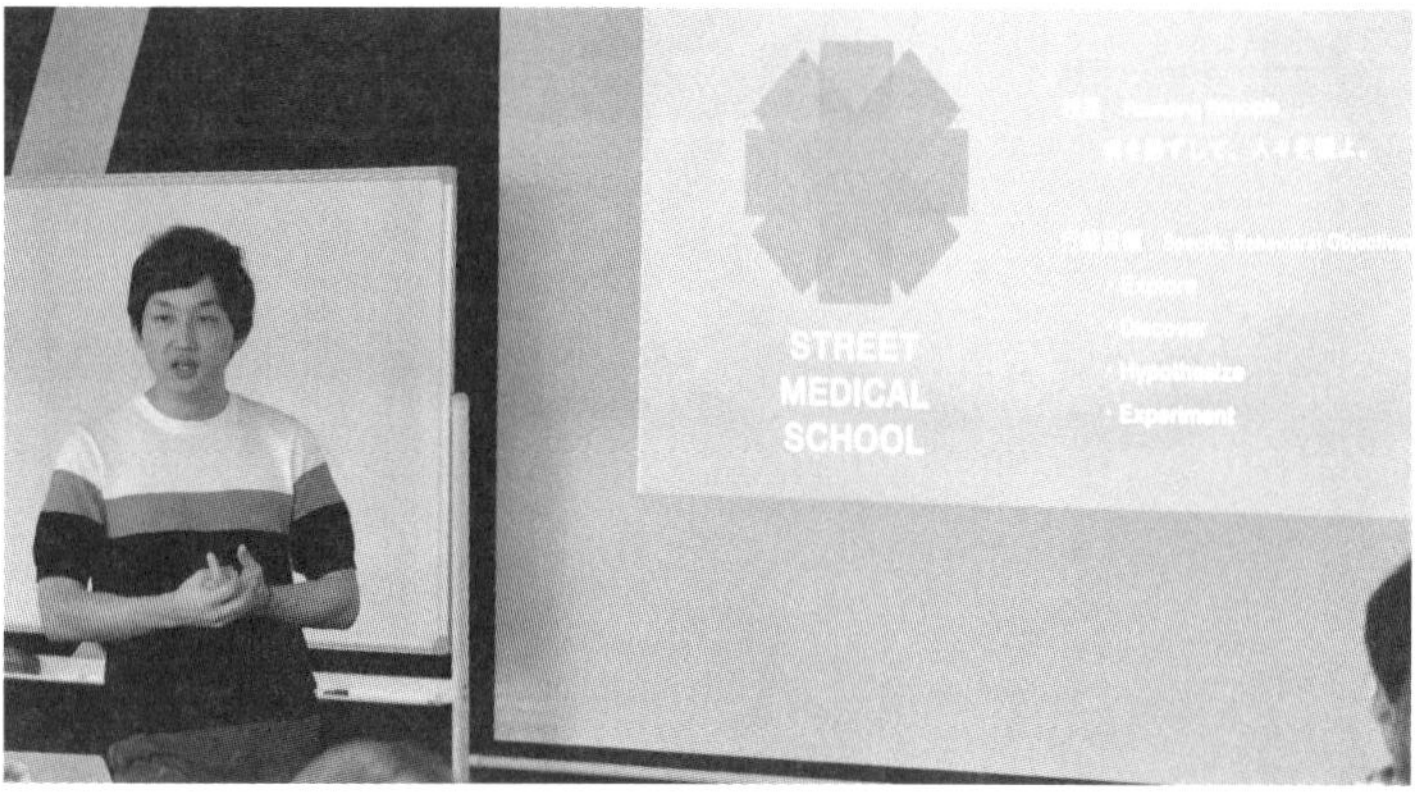

実際の授業の様子

は」「クリエイティブ・ディレクションとは」などをテーマとした講義と「利用者が健康的になってしまう食堂とは」「病院や診療所の機能が適切に知られていないことで医療資源が上手に使われていないことへの対処法は」「うんちやトイレに関する悩み。その解決法は」などの医療・ヘルスケア分野のクリエイティブ課題をもとに、グループワークし発表するワークショップで構成される計2時間を全8回（隔週）で実施している。

カリキュラムの後半は、教室で得た知識・知見を実環境に落とし込んで深化させるために我々が「Street Leaning」と称しているフィールドワークを採り入れている。このフィールドワークでは、受け入れを快く引き受けてくださった横浜南共済病院の緩和ケア病棟、国立病院機構横浜医療センター、横浜市神奈川区役所にスクール生をグループ分けし、現場で視察・ヒアリングし、その解決策を企画し、スクール内で発表

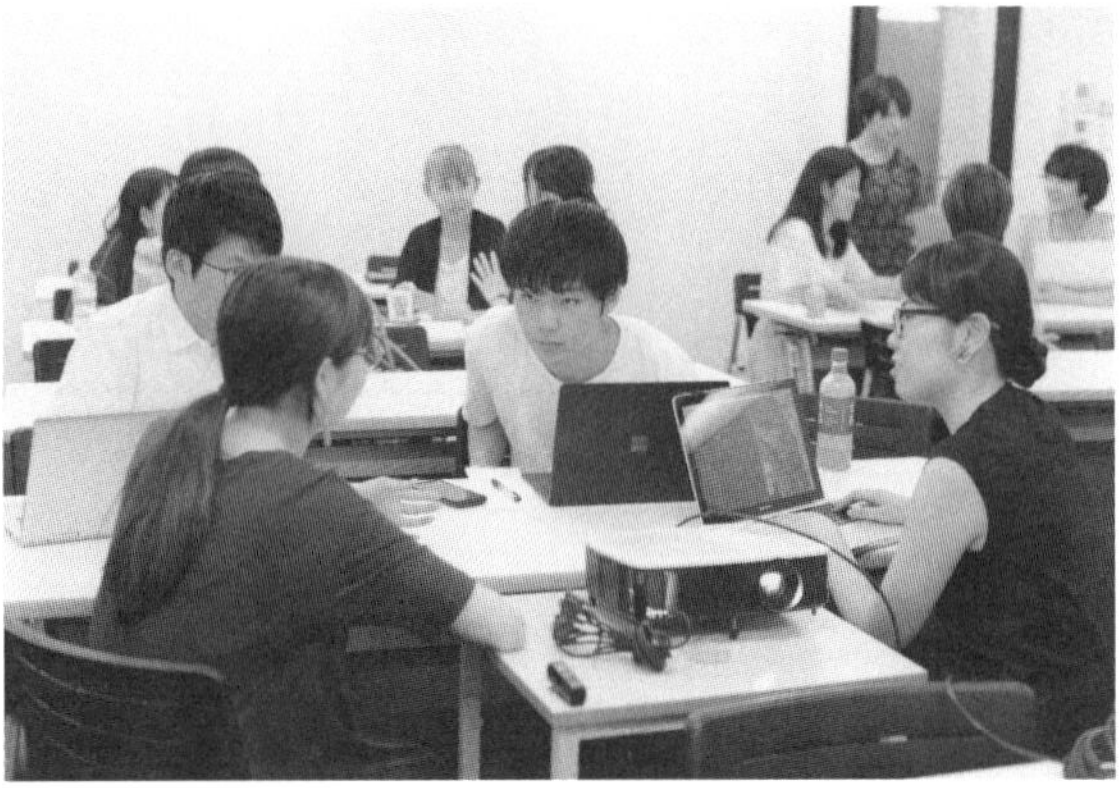

Street Medical Schoolでのワークショップの様子

するという方法で実施している。

ストリート・メディカル・スクールでは、このように受講生が講義とディスカッション、フィールドワークを繰り返すという学習形態を採用しているが、最終目標は、各自でアイデアをかたちにし、その企画を聴衆の前でプレゼンテーションすることとしている。

そこでは、自分で見つけた課題、講義で得た課題、フィールドワークで得た課題などのクリエイティブ手法での解決アイデアを、医療系・クリエイティブ系有識者や来賓の企業向けに発表していく。そこでの聴講者の反応や有識者からのアドバイスによるフィードバックを得て、修了ということになっている。

普段は交わることのないそれぞれの専門性を持つ生徒達の相互作用を、いまだ解決されていない課題に向ける、というIntegral Disciplinary（役割共有）型のスタイルで新しい発想に基づくアイデアの実現へ向けた触媒的な機能を果たすことを期待している。

将来的には、多くの地方や場で類似のプログラムが広がっていくことを目指す。

ている。

2 ストリート・メディカル・ラボ（Street Medical Lab）

可能性を具現化。プロトタイピングで概念を普及

これまでに2つのラボ拠点にストリート・メディカルに関連した活動の価値化・可視化を試みている。

ストリート・メディカルの発想から生まれた無数に存在するコア・アイデアのなかから、新たな価値発信に適したラインナップを選抜し、プロジェクト化することを目的とした活動が、YCU-CDC内に設置したStreet Medical Labである。

プロジェクト化に重要と考えられるのは、「ハザマ（狭間）」の領域を見定めることである。いまだ医療領域で明快に定義されていない課題でありながらも、将来に広がりを見せる可能性がある領域を見定めることが重要である。そしてそのような領域に該当する課題に対して、プロトタイプを試作していく点にある。商業ベースでの研究とは異なり、失敗を恐れずに、アウトプットを何かしらのかたちで出すことで、人の目に触れさせ、その反響や反応を直視し、また次の成果に向けて活動を成長させ続けることが重要である。

具体的な研究事例は現在までに20件以上存在しており、そのかたちは食器から洋服にいたるまで様々である。その多くは、YCU-CDC単独で実現することはできず、他のプロフェッショナルと共同開発を行うことになる。すなわち、YCU-CDCとクリエイティブチームがともに

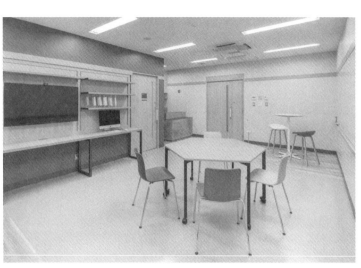

YCU-CDCに設置されたプロトタイピングラボ

解決すべき医療課題を設定し、コアとなるクリエイティブアイデアを複数立案、実現性のあるフレームに落とし込めるように企画化、実証実験・検証を行うという手順で行われている。

なお、本章後半では具体的な活動事例を4つ紹介し、どのようにプロトタイピングが実践されているかを紹介する。

3 ヘルス・モック・ラボ

ゲームの仕掛けを医療に積極活用

2019年、ヘルスケアにおけるゲーミフィケーション活用を考えるフォーラムを企画させていただいた際、株式会社ポケモンの社長であり、ポケモンを生み出した張本人でもある石原恒和氏の講演を拝聴することができた。

そもそも、ゲーミフィケーションとはなんだろうか？　ゲームのデザイン要素やゲームの原則をゲーム以外の物事に応用することをいう。一般に健康／医療／労働／教育などの分野に可能性があると考えられているという。こうした観点から、石原社長は、ポケモンGOに関しての興味深い数字を紹介された。国土交通省が筑波大学らと連携して算出された歩行に関する医療経済コストとして、1歩あたり0・061円の削減効果があるというのである。これをもとに算出されたのが以下の値である。

■ポケモンGOのユーザーが2019年までに歩いた距離：約280億キロメートル。

■280億(km)÷0・7(m・歩)×0・061(円・歩)×1000(キロメートルをメートルに換算)＝約2兆円の医療費抑制効果になる。

■ただし280億キロメートルというのは全世界のユーザーが歩いた総和なので、全人類の医療費抑制効果であり、正確ではない。

以上を受けて、我々は次のように考えた。既存のゲーム作品を、医療の観点から価値づけ・意味づけ（Repurposing）してあげることができれば、健康・医療課題解決の大きな後押しができるのではないだろうか？　という仮説だ。

このような仮説の立証へ向け、東京藝術大学とアステラス製薬株式会社とゲーミフィケーションを用いた新たなデジタルヘルスケアソリューションの創出・実用化を目指し、三者間の産学連携のバーチャルな枠組みとして「ヘルス・モック・ラボ（Health Mock Lab.）」を発足させた

（2019年8月9日記者発表）。モック（Mock）とは、ゲームアプリなどのβ版であるモックアップ作品のことを意図して名付けられているが、その内実は、投薬や手術だけではなく、新しい医療のためにゲームが処方されるという未来を見据え、既存ゲームクリエイターの作品に新たな意味と価値を与え、医療従事者や患者の目線からチューンアップを加えることで医療現場や健康活動の現場での活用をめざしている。特に、繰り返し単調な作業が求められるようなリハビリの現場では有用なツールが生み出されるものと期待され、現在、呼吸器系疾患の手術前後で活用する呼吸筋トレーニングを実現するゲームアプリの開発が進行中である。

臨床医とゲームクリエイターのコラボレーション、製薬会社とゲーム会社の共同研究などが当たり前になるための潮流が、今後一般化する可能性があると思われる。

4 ストリート・メディカル・ハブ(Street Medical Hub)

各業界のプロたちが集うハブ。予想「外」の触媒に

ストリート・メディカルの考え方に類似した視点に基づいて実施されている国内外事例などを共有し、クリエイターと医療従事者などが一同に会して議論したり、自らの成果を発表・発信したりする場の形成も、持続可能な体制づくりには必須である。これまでも、湘南いなほクリニックグループ・内門大丈医師、株式会社メディカルノート井上祥医師らのご支援のもと、ストリート・メディカル（Street Medical）研究会（正式名称：広告医学研究会）を実施し、臨床医、製

薬企業社員、税理士、弁護士、行政職員、飲食店経営者など多方面の方々と私の考えや構想、類似の取り組みなどについて議論させていただく機会を持ってきた。

また横浜市立大学・地域貢献事業の支援のもと、横浜市芸術文化振興財団と連携し、横浜市内の地元クリエイターたちと議論を深めるメディカル・デザイン・ハブ事業を推進してきた。

このハブ機能については、現在、様々な方面から拡充を求める声をいただいており、プロフェッショナルな医療従事者とクリエイティブ・ディレクターのマッチング機能を強化したかたちで、現在、ストリート・メディカル・ハブと呼ばれる構想を整備している段階にある。また、ハブにおいては、前述したストリート・メディカル・スクールの受講生による発表会を一般公開するなどしている。また、そこでストリート・メディカルと呼べるようなクリエイティブ事例や、病院、医療従事者を一般公募する「ストリート・メディカル・エキシビジョン（Street Medical Exhibition：仮称）」などを実施することで、発表の場、先行事例と出会える場、関心事が似ている人同士の交流の場づくりを行っていきたいと考えている。

5 ストリート・メディカル・ファーム（Street Medical Firm）

社会実装へ向けた、事業化の種を蒔く

ＹＣＵ-ＣＤＣは大学の中の研究機関であるため、社会実装や持続可能な体制の構築のためには、産業界との連携、ひいては製品化が欠かせないと考えている。本領域における事業化に興味

を持つビジネスセクターの集約化を図り、社会実装ニーズに応じて適切な協業パートナーのマッチングや、スタートアップそのものを創発する触媒機能を整備する。そこで、ストリート・メディカル・アフィリエイト・プログラム（Street Medical Affiliate Program）を整備した。この仕組みのもとで、民間事業者が製品化をするための起爆剤となることを期待している。

具体的な事例としては、ファッションデザインに強みをもつ有限会社スタジオニブロールおよび、今治タオルなど質の高い織物で定評のある渡辺パイル織物株式会社との連携のもと、HOSPITILE™（Hospital＋Textile の造語）というブランドラインを立ち上げるにいたった。

発想は、極めてシンプルである。「匂い問題」を解決するための、消臭効果の高い糸を活用した繊維ブランドである。高齢化社会とともに増えつつある介護やリハビリ問題は切っても切り離せない課題だ。匂いの問題だけで、精神の病に至る人も少なくないのである。アンモニア臭の中和効果の高い繊維を用いることで、汗や糞尿に関わる異臭への高い消臭効果を得ることができる。すでに、タオル・ハンカチについても製品化が実現しており、今後、シーツや院内着等様々な衣料のラインナップを拡張していく予定である。

同じくニブロールとともに、「身体を動かしたくなる服」という目的で、様々な衣服の制作にも着手している（製品化未定）。例えば、汗をかいて濡れると表情が変化するしかけを取り入れたデザイン作品であるネガポジ（色彩が反転するしかけ）もそのひとつだ。スポーツウェア・日

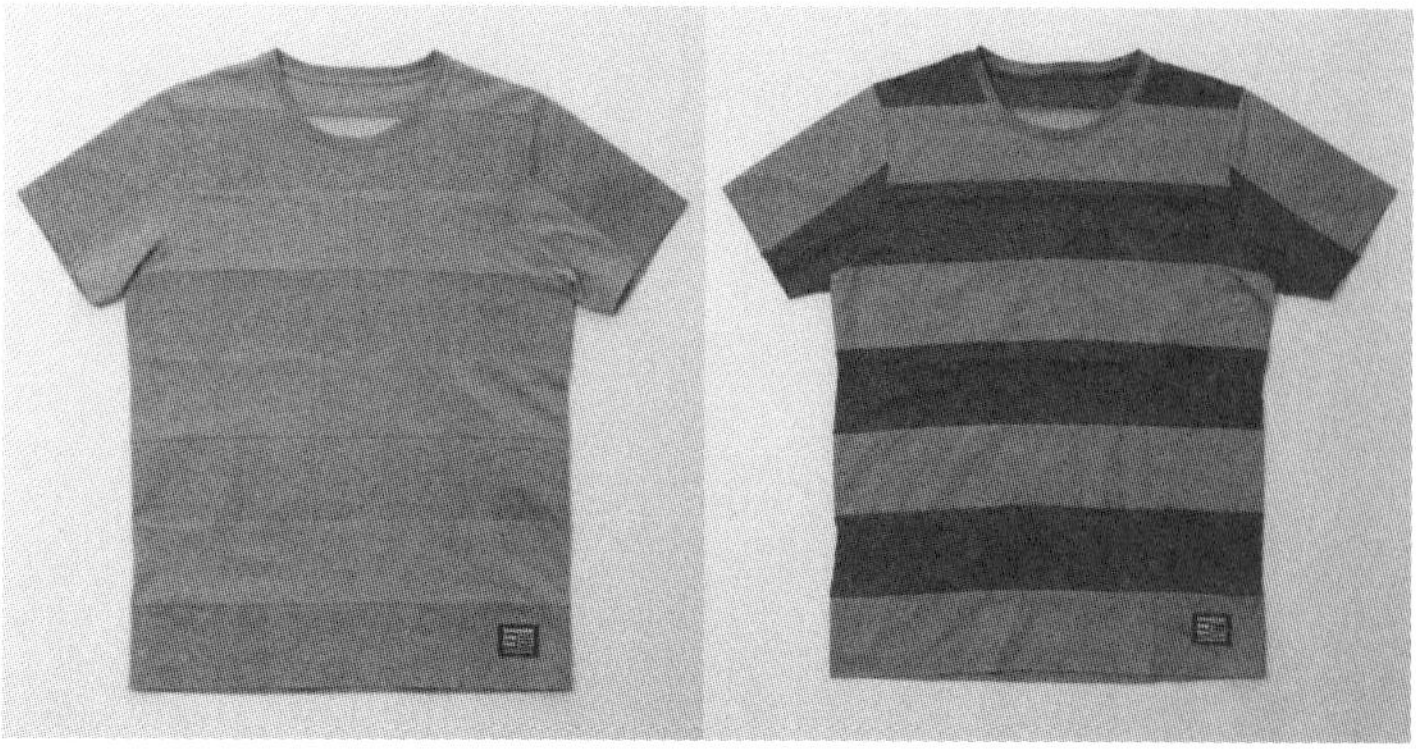

汗をかくとデザインが映える（右）Tシャツ

常着。ひと汗を流す運動で、デザイン性が高まるしかけを施すことで、フィットネスやマラソンなど、運動シーンでのちょっとしたおしゃれを促すカットソーとなっている。

　また、後述するアンダーウェア類を活用した健康誘発施策については、企業との連携のもと、製品化が実現する予定である。さらに、食のおくすりとの連携で、健康的な食生活を支援するミールキットのデリバリーサービスや、食に関するコンサルティングサービスも近年開始

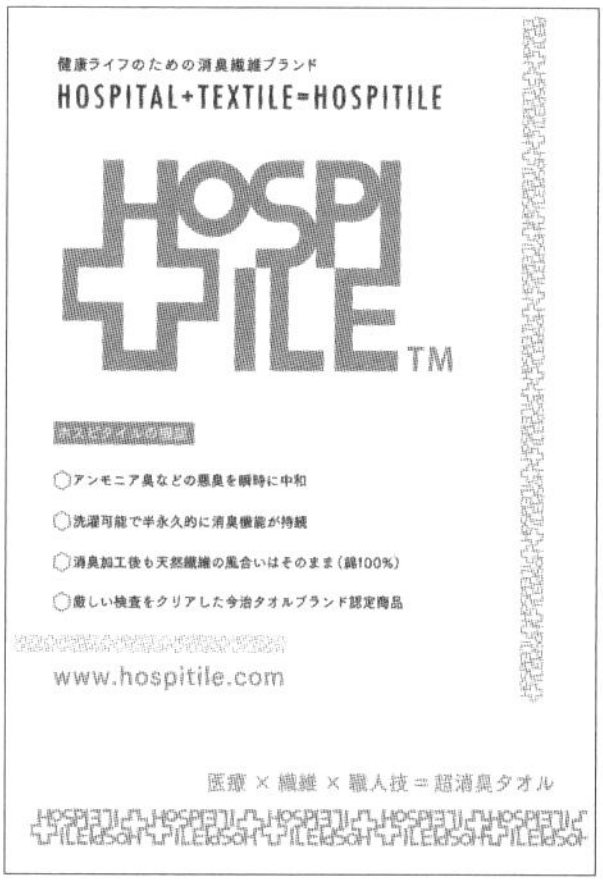
健康ライフのための消臭繊維ブランド
HOSPITAL+TEXTILE=HOSPITILE
HOSPITILE TM
アンモニア臭などの悪臭を瞬時に中和
洗濯可能で半永久的に消臭機能が持続
消臭加工後も天然繊維の風合いはそのまま（綿100%）
厳しい検査をクリアした今治タオルブランド認定商品
www.hospitile.com
医療 × 繊維 × 職人技 = 超消臭タオル

匂いの残らない消臭線維
「HOSPITILE™」

した。ごく最近では、クリエイティブホスピタルの発展形として、乃村工藝社との連携のもと、院内におけるパーソナルスペースのデザインモックアップが完成した。今後、製品化というかたちでより多くの人に、私たちの考える製品が届けられるよう、様々な事業主体とともに開発を進めることがますます重要となるであろう。

コラム 武部ラボのマネジメント戦略

医学部在学中、憧れの職であった医師たちの講義を聞くなか、様々な疾患に対しての現代医療における理解が限定的であることが次々と紹介され、圧倒的な敗北感を感じた。そんなある日、故・日野原重明先生の講演で、「社会を前進させるような大きな医学的発見は予期せぬ偶然（セレンディピティ）としてもたらされることが多い」と耳にしてから研究への興味が強まった。

しかし、今もなお病に苦しみ、対処ができない患者さんが山のようにいることを考えると、運や偶然に任せるわけにはいかない。たった1人の浅学な若者に何ができるのだろうか、と日々考えてきた今、私は複数のラボを持つに至っている。多くの人を助けることができるようなセレンディピティを手にするためには、何ができるのだろうか？　と自問自答してきた結果、現時点での結論として「ブレ」と「ズレ」の概念の重要性を挙げたい。

数年前、2013年のノーベル生理学・医学賞を受賞したトーマス・スドフ先生の講演を拝聴した。聴衆から「発見の原動力は?」と尋ねられ、放射状に、複層的に考える、ラディアル・シンキング(radial thinking)の重要性を話されていた。テキサス大学時代に異なった専門家たちから全く違ったインプットをシャワーのように浴びせかけられたことが研究を飛躍させる原動力になったというのだ。いわば、「ブレ」の思考法である。

私のライフワークのひとつである再生医療の研究において、2011年ごろ開発に成功したミニ臓器が作られる研究の原型となる現象を見出した際に役立ったのも、「ブレ」を駆使した研究展開であったように思う。最初に現象を発見した際、何のバックグラウンドもない私にとっては、「ブレ」が必然であり、あらゆる教科書や論文を読みあさるなか、生物学、物理学、化学など様々な異分野の専門家に現象を見てもらったことが原理解明に役立った。

一方、研究室主宰者になったいま、「ズレ」の人的マネジメントの大切さを日々実感している。各々の研究者には、向き・不向き、得手・不得手、専門・不専門があるが、これらは研究者間の掛け合わせをマネジメントすることによって、補うどころか、予測し得ない相互作用が生じることがある。私が持つ複数の所属には、組織・文化的にすべて「ズレ」を持った研究仲間が沢山在籍しており、それらのズレが新たな創造を生み出す場面に私は何度も直面している。

この「ブレ」と「ズレ」を意図的に、かつ、組織的に繰り返していくなかで、ごくまれに、予想もしない発見が生まれてくることがある。これこそが、セレンディピティの雛形になるような着想なのではないかと、私は考えている。

2 「ブレ」と「ズレ」、2つの思考

1 「ブレ」と「ズレ」による仮説形成

ストリート・メディカルの活動事例とともに、読者の皆さんが、どのように実践を行うことができるかについて、その発想法・思考法について考えてみたい。

ストリート・メディカルにおいては、十分な学術的蓄積が存在するわけではないので、施策の実現については手探りにならざるを得ない。前例のないことがほとんどであるために、そもそも新しい概念や仕組みを実証するという取り組みが出発点となるケースが多いと思われる。このような取り組みを概念実証（Proof-Of-Concept）、頭文字をとってＰＯＣとも呼ぶ。最もエキサイティングなサイエンスの場においては、エレガントなＰＯＣが取得されることになり、それらは、「ネイチャー」誌や「サイエンス」誌のような権威ある雑誌に論文が掲載される。したがって、いかに重要な課題を扱い、いかに新規性・進歩性の高い概念を立証するかという点が重要で

あり、サイエンスの醍醐味ともいえる。

さて、このようなPOCを目指す研究において、最も重要なことは、「仮説」の設計である。なぜならば、まだ立証されていない段階の概念を取り扱うからであり、研究段階では、仮説でしかあり得ないからである。この「仮設設計」が、いかに緻密に練られたものであって、かつ、正しかった場合に重要な課題解決につながるか、という点が全てであるといっても過言ではない。

ストリート・メディカルの実践についても、概念実証型となると思われるので、この仮説を生成するための助けとなるような思考プロセス、「仮説思考」についても本章では議論する。

例えば、前章で紹介したパーキンサウンズ（ParkinSounds、71ページ）の事例について考えてみると、

■課題：転倒リスクのある小刻み歩行に対する治療法が存在しない
■仮説：音楽による聴覚刺激による歩行改善が可能である

というような整理を行うことができる。

おそらく本書を手にとっていただいた方の多くは、健康・医療分野での取り組みにおいて、すでに何らかの疑問・課題を持っている、ないし、興味をもたれている方が多いのではないかと推察する。したがって本書では、どのように仮説を立てていくのか、という点について力点を置いて解説したいと思う。

さて、仮説生成のプロセスにおいて、私が極めて重要と考えているのは、「ブレ」と「ズレ」

の2つの要素である。

少し詳細に見てみたい。「ブレ」も「ズレ」も相対的な概念である。したがって、まず現時点で、自分の持っている仮説を定めることである。慣れていないうちは、言語化・明文化しておくことも助けとなる。蛇足かもしれないが、往々にしてその段階では、つまらないものであることが多い。そこで、「ブレ」と「ズレ」の思考を繰り返し実装していくことで、仮説を洗練していく。

端的にいえば、ブレの思考とは、自ら作成した仮説の前提を揺らがせながら、新たな発想方法を行うこと。そして、ズレの思考とは、自らの専門性からの相対的なズレを認識した状態で、他の専門領域の思考を取り入れた発想法を行うことである。

「ブレの思考」：自らの考えを、前提からぶらすこと。

「ズレの思考」：一見関係のない領域の思考を、自らに投射すること。

前提を揺らがせるという「ブレの思考」と、他人の思考を自分の立場で反映するという「ズレの思考」を組み合わせることで、新たな仮説生成を高速に繰り返していくことが、ストリート・メディカルのような新領域での概念実証に向けた重要な第一歩になるものと思われる。本稿では、まず電通のクリエイティブチームとプロトタイプ作成を行ったアラートパンツ・プロジェクトについて紹介する。

2 アラートパンツ(Alert Pants)

メタボの人が気にするのは体調ではない、体型だった

メタボ（メタボリックシンドローム）は、心臓や脳など様々な重篤な病気に進展するリスクが高いことから、国レベルで様々な対策が講じられるようになった。医学的な定義としては、内臓脂肪型肥満をきっかけに脂質異常、高血糖、高血圧のいずれか、ないし複数を合併した状態である。と、非常に硬い定義はさておき、運動不足や食べすぎなどの積み重ねが原因である場合が多い。裏を返せば、日々の生活を改善することにより将来的に重篤な病気を予防することに繋がると考えられている。昨今、法人税制上のメリット等も含めて、様々な取り組みがトップダウンで行われている。

しかしながら、働く中年世代に多いこのメタボについて、積極的に生活習慣の見直し・改善に取り組む人はそう多くないのが現状である。実際、多くの企業の保険組合が手を焼いている問題ともいえる。

BOX メタボリックシンドロームの診断基準

脂肪型肥満（腹囲にて計測）を必須項目として、脂質異常・高血糖・高血圧のうち2つ以上を合併した状態がメタボリックシンドロームとして該当する。

腹囲（脂肪肥満の計測目安）
　男性　85cm以上
　女性　90cm以上
脂質異常［採血の必要あり］……以下のいずれか、もしくは両方が該当する場合
　中性脂肪　150mg／dL以上
　HDLコレステロール　40mg／dL未満
高血圧……以下のいずれか、もしくは両方が該当する場合
　最高血圧　130mmHg以上
　最低血圧　85mmHg以上
高血糖［採血の必要あり］
　空腹時血糖値　110mg／dL以上

したがって、健康診断においてメタボと診断された人を、如何にして、正常に戻すことができるか、という点は、今日の医学にとって、ひいては国にとって非常に大きな課題といえる。こう

した患者についてよく議論される仮説に、「**将来の病気に関するリスクを伝えることで、自主的に生活改善が可能である**」というものがある。それにより、現在に至るまで、正しいリスクを如何にして伝えるか、という視点から様々なしかけが多数なされている。ウェブサイト等を見ても、情報が無限に存在することがわかるであろう。

このような仮説に基づく対応策が著効する場面も、往々にしてあると聞いたことがある。例えば、子どもや孫ができたばかりの人に、「このままの生活習慣だと（お子さんの）将来の成長を見守ることが難しいかもしれないよ！」、などと伝えることで、非常に効果的にダイエットに取り組み始める人もいる。ある意味、これも理性から、恐怖を煽ることで感性に働きかける、切り口をブレさせた指導といえる。

以下では、この仮説の良し悪しは別として、これについて、「ブレ」と「ズレ」の思考を当てはめてみたい。

「ブレの思考」：切り口の転換
——メタボを見た目で、視覚的に訴求することはできないだろうか？

これまでの仮説は、前提に恐怖感情に訴求するということがあった。そこで、この大前提を変えてしまうことはできないか、というのが第1段階のブレの思考である。

一度、このブレの思考を当てはめた段階で、恐怖以外のアイデアとして、有益なアプローチを探索するべく、私たちはインタビュー調査を行った。数十名のメタボの人に話を聞いてみると、恐怖訴求のようなアプローチについては一定の理解を示すものの、多くは自分ゴト化するまでには至らないことや、嫌悪感を示すような人もいた。

一方で、さらに話を伺うと、ダイエットに取り組もうと思うタイミングは、どうやら皆さんにあるという状況がわかってきた。具体的には、制服勤務が必要な場合、腹囲が広がることで新たな制服を購入する必要が出てきてしまった場合は、お金がかかるのも嫌なので痩せたいという気持ちになるというのである。他にも、お気にいりの服を着ることが難しくなったとき、好きなアーティストのライブに行くとき、湯船に浸かったときに腹部の脂肪がぷかぷかと浮いているのを見たとき、など様々な状況が動機づけになっているということが見えてきたのである。

このような調査結果を踏まえ、いずれにも共通する点は、体調のことよりも、体型にかかわることのほうが関心が高いということであった。もっといえば、見た目のコンテクストでメタボを捉えるほうが、より自分ゴト化できるのかもしれない、という仮説が浮かび上がってくる。

「ズレの思考」：ツールの変換——アンダーウェアで伝えることはできないだろうか？

健康・医療領域においては、言葉や文字、画像を前提としたコミュニケーションが一般的な伝え方となりがちである。しかし、この伝え方について、その前提に違和感を覚えることはないだろうか？　すなわち、全く違う領域のコミュニケーションの方法はないのか、という疑問をもつ。この疑問こそが、ズレの思考の起点となる。

ここまできた段階で、私たちは、異分野の人、特に、クリエイターたちとのコラボレーションを開始した。するとクリエイターの皆さんは、我々が想像もしないようなコミュニケーションの方法論をどんどん提案してくる。「鏡で伝える方法もあるかもしれない」「はたまたベルトを活用することもありかもしれない」「部署対抗で腹囲の平均値を競わせることもよいかもしれない」――などなど、様々議論を重ねていった結果、アンダーウェアを活用して体型の変化を可視化することが良いのでは、という結論に至ったのである。

そこで、

「体型を可視化するアンダーウェアは、メタボ予防につながるか?」

という仮説を生成した。

こうしてできた仮説を具現化したもののひとつが、アラートパンツである。自分の身体に一番近い衣類でもあるパンツに、メタボリックシンドロームの基準値である下腹部周囲調85センチを境に色が変わるしくみを組み込んだプロダクトである。手軽に着用することで、鏡に向き合う度に自分の体型変化を常に意識し、危険信号を発信し続けるというのが、このアラートパンツの発想である（**口絵12**）。

もちろん、本プロトタイプがメタボ改善の有効なツールとなり得るのかという点については、今後の検証を待つところである。薬剤の臨床試験のごとく、メタボの人を対象とした介入試験を行って確かめていく必要があるだろう。しかし、多くの医療従事者がメタボという切り口から理性的に説得するのではなく、より生活者の関心事の高い体型という切り口について、服というプロダクトから切り込むという、重要な思想の転換があることが重要である。なお、このアラートパンツについては、商業化を行う予定となっている。

3 ストリート・メディカルの活動事例

以下、他の事例として、株式会社電通と共同した「アナザーステップ・プロジェクト」、横浜等で活躍するアーティスト・クリエイター等と行ってきた「クリエイティブ・ホスピタル・プロジェクト」、および株式会社アマナとともに行ってきた「未病プロジェクト」の、3つの起点となるプロジェクトについて、各々の事例を交えて紹介する。

1 アナザーステップ・プロジェクト(Another Steps Project)——身体のためじゃなくたっていい。階段を上る理由はほかにある

普段の生活のなかで、簡単に、継続的に運動量を増やすことが可能なタッチポイントに、駅などの階段がある。しかし、階段を使ったほうが健康のためにいいことは、アタマではわかっていても、多くの人はエスカレーターやエレベーターを使ってしまうものだろう。

そこで、階段を上りたいと思うための付加価値を提供することで、健康行動につなげていくことが可能ではないか、との仮説に基づく施策が、上りたくなる階段、アナザーステップ・プロジェクトである。アナザーステップでは、文字通り、ただの階段としての機能を超えて、上ることへの新たな意味をもたせている点に特徴がある。

2015年より活動を開始し、これまでに場所や時期ごとに、異なるアイデアのパターンを電通のクリエイティブチームとともに継続開発している。階段をひとつのメディアとして捉え、様々なコンテクストで上りたくなるしかけを施すことで、自然に階段を利用してもらう仕組みを構築した。ここでは4つの異なる事例を、写真とともにご覧いただきたい（口絵13）。

写真左上は、IoTのしかけで、階段昇降を検知するセンサー、プロジェクターを組み合わせて開発した、いわば、「IoTデジタル階段」だ。ウェブ上から異なる情報を引き出し、階段を1段上るごとに踊り場壁面にコンテンツが代わる代わるプロジェクションされるというしかけだ（※写真は、世界中の天気の情報が、デザインされて表示される事例）。日々、毎日昇降を繰り返すような企業の階段では、毎度同じコンテンツが掲載されていると飽きがきてしまう。さらに、常設企画になると、コンテンツを大幅に変更することが難しくなるという課題もある。しかしこのような階段であれば、例えばその日の経済ニュースを上っている間にざっと閲覧することで、最も健康活動とは程遠い日々を送っているであろうビジネスパーソンに人気の階段を設計できるかもしれない。

右上は、少し若い世代に有効と考えたアイデアのひとつ「4コマ漫画階段（怪談）」である。日本は世界有数のマンガ・コミック大国。特に若い世代にとっては、上ることで続きが読めるマンガのようなコンテンツがあれば、積極的な階段利用を促すことができるかもしれないという発想から生まれた。階段の昇降回数に応じて、次に読むことができる漫画コンテンツが開放されるというアイデアだ。写真に示す、実装されたコンテンツとしては、ついついやってしまう「不健康行動（「健康怪談」と名付けた）」とその対応方策をギャグマンガのようなテイストで仕上げた。将来的に、スマホやウェアラブルのセンサーとの連携が可能となれば、簡便なインターフェースで階段昇降を誘発できるかもしれない。さらにいえば、同様の考え方の派生形として、様々なインセンティブ設計も可能かもしれない。Spotify に代表される音楽ストリーミングサービスであったり、LINE pay や PayPay に代表される電子マネーコンテンツであったり、と個別性の高いデジタル・コンテンツとの相性が高いものと期待される。

下半分の事例は、横浜市健康福祉局からの相談を受けたことをきっかけに、健康づくりのため日々利用する駅の場をフックに階段利用を促すための企画である。左下の階段では、文字通りストレートに運動や体型管理の健康上の利益を直接的に訴求する理性的な健康階段であり、こちらは横浜市立大学附属病院がある市大医学部駅に設置した。

右下は、「トリックアート階段」である。設置駅が京浜急行電鉄・横浜シーサイドラインの金沢八景駅であったことから、横浜・八景島シーパラダイスに近い立地を生かしたクリエイティブ表現を採用した。階段水族館をデザインコンセプトとして、場所や気分との親和性を高めることで、階段を上りたくなる気持ちを向上させることを目的とした。特に、トリックアートに見立てることで、徐々に上っていくと海の生き物が見える、というしかけを施すことで、階段利用を増やすことを目論んだ。

最後に紹介した2つの階段については、各駅の階段に利用者が通過した人数をカウントするセンサーを設置し、設置前後の1カ月間の1日あたりの階段およびエスカレーターの平均利用者数の変化を追跡した。その結果、金沢八景駅に設置した健康階段では、併設されているエスカレーターではなく、階段を上る人の割合が20％超増加したという実績を得た。これに対し、市大医学部駅に設置したデザインでは、階段利用者の増加率が12％に留まった。したがって、従来型の健康行動のベネフィットを提示するという直接的な訴求よりも、美しさや、楽しさを活用して行動を刺激する感性型の方が、効果的である可能性も示唆が得られた。

さらに、個人における階段利用の変化を追跡する目的で、近郊に勤務する企業従業員計44名に、階段の利用ステップ数を測定可能なウェアラブル・デバイスを配布することで、介入前後1週間の行動変化を追跡した。その結果、1日あたり平均して40～50歩程度有意に階段利用が促進されることが判明した。さらに、得られたデータの詳細な情報分析から、いつ、どこで、といった情報を収集することができる。これにより、例えばトリックアート階段は、休祝日の朝と夜、子連れのファミリー層により人気度が高い階段である、ということがわかる（**口絵14**）。

こういった詳細なデータマイニングを行うことで、課題点を同時に浮き彫りにすることもでき、新たな介入のための仮説設計に役立てることができ、施策の質を継続的に高めていくことが可能となる。

2 クリエイティブ・ホスピタル・プロジェクト
――病める場から、生きる場へ再定義！

クリエイティブ・ホスピタル・プロジェクトでは、クリエイティブなしかけを病院内に実装し、病院を利用する全ての人が体験する価値をより豊かなものにすることを目指している。平たくいえば、患者目線で病院のハード・ソフト面を再定義していくプロジェクトである。

ナイト・アート・ミュージアム――病院にも特別なひとときを！

病院とは無縁の生活を送る子どもであったら、文化祭や体育祭、年に何度もお楽しみの行事があるはずだ。しかし、病院で生活を送らざるを得ない子どもたちには、その特別な時間・体験がほとんど存在しないのである。病院にいる子どもたちが笑顔で楽しむことにより、待ち時間や処置の負担軽減につながる手法の確立を目指して開始した試みは、「チアフル・ウォール（Cheerful Wall）」プロジェクト（２０１６）に端を発する。ここでは、横浜市立大学大学院医学研究科・発生成育小児医療学の伊藤秀一教授らと連携し、現代美術アーティスト曽谷朝絵氏のアニメーション作品『宙《そら》』を小児科外来待合の壁に投影した。この活動が1年にわたり継続した結果、病院内での認知・評価の獲得につながり、さらなる大型企画を実施することになった。それが「ナイト・アート・ミュージアム」（2018年11月26日〜12月8日）である（**口絵15**）。

本企画では、大学の授業で普通に用いられているプロジェクター5台を設置し、横浜市立大学附属病院の受付ロビーの壁や天井など約数十メートルにおよぶ巨大空間に投影するなど、実験的な試みを実施した。病棟から足を運び、「きれいだなぁ」と子どもの手を引き喜ぶご家族を目にしたときの感動は、本当にある種の「救い」を感じた忘れられない瞬間であった。限られた期間、夜間に絞って行った企画だったが、極めて高い評価を得たのみならず、これを目的に横浜市大病院に来院する人があるなどの副次的効果も生じた。

「こころまちプロジェクト」——「待たされる」から「待ちたくなる」へ！

病院の待ち時間は、とてつもなく長く、つらいものである。2〜3時間待ちは当たり前で、場所も拘束され、イライラが募ってしまうこともある。こうした病院の待ち時間問題の前向きな解決を目指し、「あっと言う間に過ぎてしまうような楽しい時間を病院に」をコンセプトに、若手クリエイターとのコラボレーション企画「こころまちプロジェクト」を実行した。

待ち時間を逆手にとってみれば、同一の空間に長い時間滞在するというのは、うまく患者にアクセスする媒体を発見できれば、効率的にメディアへの接触が図れる極めて有益なタッチポイン

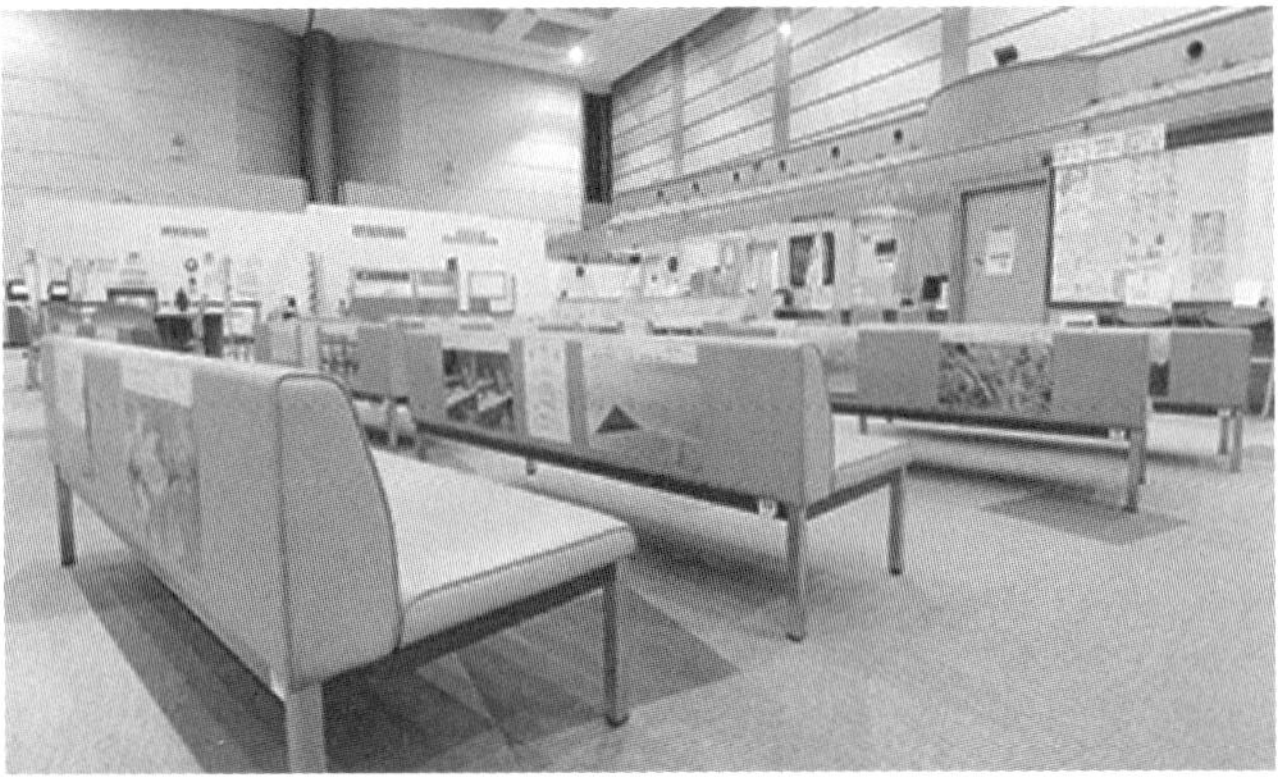

待合室の椅子の背面にお楽しみ画像を展開：こころまちぇあ

トと捉えることができる。

こうした着想から、長い時間過ごすことになる待合室の椅子の背をメディアとする施策を、第1弾で実施した。具体的には、アート写真や簡単な頭の体操となるクイズ、間違い探しなどを展示する「こころまちぇあ」に端を発し、患者たちにも参加してもらいステッカーやメッセージでクリスマスツリーをつくるインクルーシブアート企画である「こころまちツリー」、院内マップのデザイン性を向上させたパンフレット「こころまちマップ」、専用WEBサイトで「こころまちマップ」と連動した情報を発信する「こころまちウェブ」などを次々と製作・実装した。

さらに、味気なかった病院の休憩室に大幅なリニューアルを加え、森をイメージした内装でよりリラックス効果をねらう「こころまちラウンジ」へと転換した。設置後のインタビューに協力してくれた患者や関係者から喜びの声があがった。特に、患者の家族にとっては、精神的な負担も大きくのしかかっていることが多く、息の詰まる思いから少しでも解放され、気持ちを和らげるスペースで休憩が取れるようになったことは、とても重要な波及効果であったように思われる（**口絵16**）。

いずれもシンプルなアイデアではあったが、このような活動の経験がない病院にとっては、運用面でのオペレーションに非常に困難を伴うものであった。しかし結果的にこれらの取り組みは病院関係者や患者などから好評を博し、第2弾の実施や、他病院での展開実施につながった。

「知らせるマスク」――マスクが感染症を啓発するメディアに

新型コロナウイルスの流行以前であったら、皆さんがマスクをつけるのは、おおよそいつだろうか？　風邪をひいた、花粉症になった、病気になった――多くの人が思い浮かべるのは、自分がそういう状況になったときのことだろう。

しかし、こと病院となると、この原則は当てはまらない。なぜならば、病院では、自分を守るためにも、そして、周囲の人を守る意味でも、病気になる前にマスクをつけていただきたいという願いがある。ところが、想像以上にこの認識は浸透していないという課題解決を、当時の横浜市立大学附属病院長から命を受けすすめたのが、「知らせるマスク」である。横浜市立大学院感染制御チームの医師・看護師等の企画監修を得て、再び電通のクリエイティブチームとの連携のもと、マスクを流行中の感染症を知らせるツールに変換したものである（**口絵17**）。

マスクには、ついつい手にとって身につけたくなるカラフルなデザインが施されている。これがフックになり、たくさんの人に手にとっていただけるデザインマスクである。一方、手にとっていただくと、そこにはが私たちの企みが見えてくる。流行中の感染症を知らせ、予防的に使ってもらいたいというメッセージがそこには記されているのだ。

同時に、普段医師が身につけているものを、コミュニケーション・ツールとして活用する「いないいない白衣」や、自分の症状などを医師には伝えにくい場合に聞き取り上手なロボットならば気軽に正直に話せるのではないかというアイデア「ナースバード」についても、プロトタイピングを行った。こうして、病院をクリエイティブなアイデアが出やすい場に変換する試みも開始している。

「演劇クエスト・市大病院編『冒険の書』」
――病院が舞台の小説とともに現実世界をウォーキング

「演劇クエスト」は、『冒険の書』を片手に、物語の主人公となって現実世界の探索を楽しむ体験プロジェクトだ。そこに書かれた物語に沿って、作中の選択肢を頼りにしながら実際に街を歩き回るという、いわばロールプレイングゲームともいえる作品は、BricolaQ主宰・批評家の藤原ちからさんによって制作された。これまで地域の名所などの探検に活用する観光での活用を中心に、国内外で好評を博している試みである。

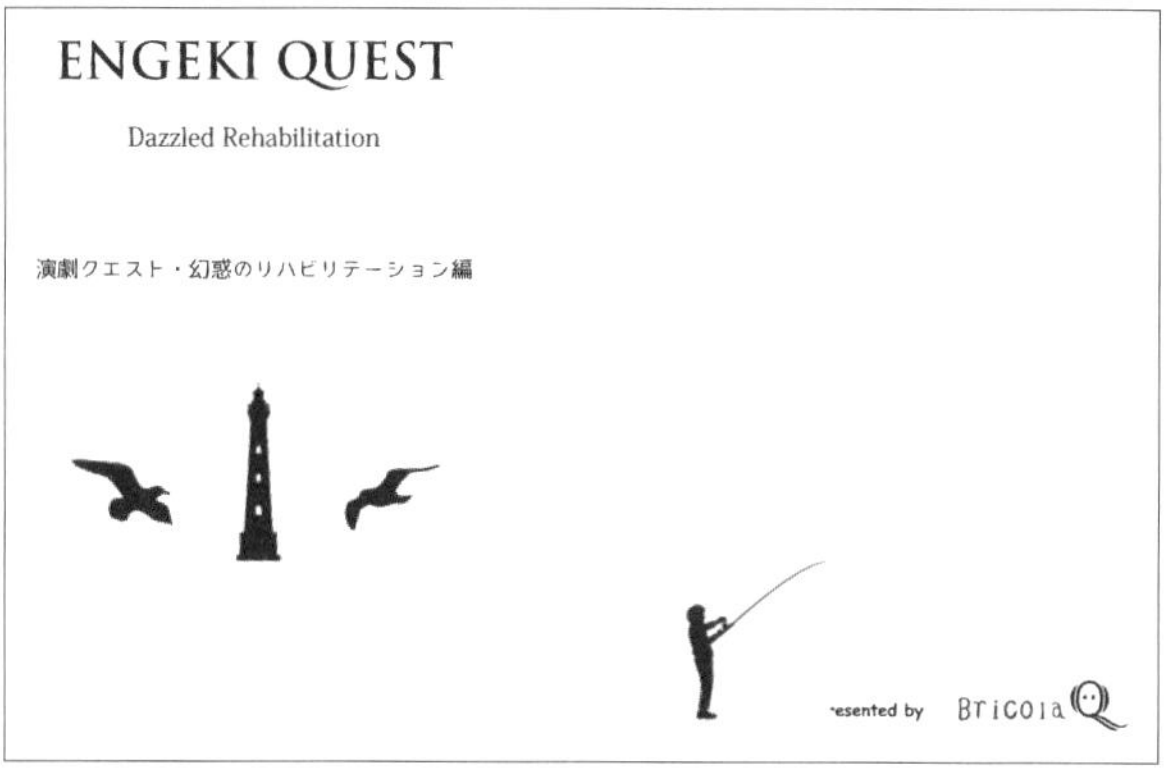

横浜市大病院編・冒険の書の表紙部分

病院に入院中、ほぼベッドの上で時間を過ごす患者にとって、リハビリテーションは早期回復の要ともいえる。少しの散策でも大きな力になることがあるが、なかなか散策をするのも長続きしないし、そもそも楽しみがない。こんな課題認識を、横浜市芸術文化振興財団「アーツコミッション・ヨコハマ」の相談窓口への相談を通じて提案を受けたのが、この演劇クエストの活用だ。

病院に入院する患者を想定した主人公にスポットを当て、医療の現場である病院を舞台に、通院・入院患者の健康行動を促す体験プロジェクトのプロトタイプである『演劇クエスト　幻惑のリハビリテーション編』。このシリーズでは、患者が冒険者として院内を探索するストーリーになっており、市大病院の入り口を通り抜けた直後から始まるシナリオにある選択肢にそって、参加者はそれぞれ違うルートで、屋上から駐車場まで、いろいろな場所を楽しみながら歩くことができ、リハビリ等の促進が期待できるというしかけだ。

一人の男がなにもない空間を横切る。それを誰かが見ている。
そこに演劇における行為の全てがある。

ピーター・ブルック『なにもない空間』

「あなた」はこの病院に長期入院している患者である。病状はかなり回復しており、そろそろ動きたくなってきた。病室での退屈な日常に飽き飽きしたあなたは、院内を探索してみることにしたのだった……

▼一

病院の二階玄関にあなたは立っている。見慣れたいつもの病院の風景だが、今日はちょっと違う。あなたは冒険者としてここに立っているのだから。まずは手調しに、付近を探索するところから始めてみよう。

玄関付近にある本棚を調べてみるなら【一二】へ。

会計の右にある「今日の数字」を調べてみるなら【三三】へ。

先立つものも必要だ。お金を下ろしておく場合は、横浜銀行のATM【四八】へ。

またトイレは行けるうちに行くのが冒険の鉄則。用を済ませるなら、その横浜銀行の裏手にあるトイレ【二五】へ。

物語の冒頭部分抜粋

物語の読み手は、必然的に市大病院内各所を巡ることになる。そこには、参加者の想像力とモチベーションを刺激するべく、物語のまちの歴史や噂、住人のインタビュー、過去の文献からの引用などが、たくさんの選択肢で書かれており、その中から行動を選び、自分なりのルートを開拓しながら病院内外を歩いてロールプレイングゲームを楽しむことができるという流れだ。実際に体験いただいた参加者からは、「今までに気づくことのなかった市大病院の名所にふれ楽しめた」「日常の中で気づけない新たな発見が沢山できた」などの感想が溢れた。日々の単調なリハビリ作業も視点を変えることで、より前向きに取り組める可能性が示唆された事例といえる。

以上、主に4つの活動を紹介させていただいた。

このクリエイティブ・ホスピタル・プロジェクトは、病院として許容できることの範囲を広げていく試みでもある。特に、意思決定機構が複雑で、制約の多い大学附属病院で実施の第1歩を踏み出したことには、重要な意義がある。この実施を契機として、近隣の複数の病院から「大学病院でやったことを是非、うちの病院でもやってほしい」と依頼が舞い込むようになったのだ。最も困難そうな場所から、何かを開始することで、人々の「やってもいい、やれる」という認知、「新しいことをやってみたい」という感情の後押しができたと考えている。

一方で、取り組みの成果を可視化するための評価系の考案・確立が今後の課題であると考えられ、このような取り組みに適した新しい評価方法の開発が必要となる。病院×クリエイティビティの可能性を追究しながら、患者としてではなく1人の人間としての生活の質に重きを置くこの活動の今後に期待してほしい。

4 未病プロジェクト（Me-Byo Project）——概念の啓発から実践へ！

神奈川県は2017年（平成29年）8月に「かながわ未病改善宣言」を発表し、健康寿命を延ばすため「未病を改善する」取り組みを進めている。未病とは、心身の状態を西洋医学的な健康と病気の二分論によって捉えるのではなく、健康と病気の間を連続的に変化するものと捉える概念である。

私たちは、神奈川県健康医療局保健医療部健康増進課から、神奈川が推進する未病改善に関するプロモーションや施策実行に関する協力要請を受け、事業の監修・助言・企画・フィージビリティスタディの実行などを行うことになった。

未病シネアド「LifeStyle Pandemic」――映画館が、未病啓発の場に！

健康活動に関して行動変容のステージは大きく、無関心期、関心期、準備期、実行期、維持期の5つに分けられるが、無関心期と関心期のステージにいる無関心層と、関心はあっても行動に移せない無行動層へのアプローチは非常に難しいとされている。神奈川県は、この関心が比較的薄いとされる人々の行動変容を目指し、我々に相談があった。無関心層・無行動層は、特に若年男女・中高年男性に多いことがわかっているが、それらの人々の未病改善のきっかけづくりをするにはどうしたらよいだろうか。

前提となる情報として、神奈川県は、これまでにも多くの健康セミナーなどのイベントを主催してきている。多くの来場者がいたようだが、この場合、来場者は、既に健康に対して準備期・実行期・維持期にある場合が多い、という事実があった。したがって、無関心層・無行動層への未病概念の普及が喫緊の課題となっていた。

まず考えるべきは、どのような場面、タッチポイントで介入を行うことが有用か、という課題設定である。これまでに、健康に関するイベントを主催しても、標的となる集団は参画を呼び込めなかったことから、一見、健康とは直接の関係性を想起できないような場面からアプローチすることが効果的だろう。多くの人に「未病」という概念に接していただくために、効率的な場はどこであろうか？　若年男女や中年男性も訪れ、自然とその概念に接することができる場はどこか。

神奈川県と議論を重ね、私達は、映画館で冒頭に流れる30秒程度の宣伝素材に注目した。映画館ならば、家族、恋人同士など様々な人が一定の時間、ひとつの空間で、同じものに触れることになるはずだ。また冬休みという期間にあたることで、普段よりも若年男女や子育て世代の男性も多く映画館に足を運ぶことが予想できる。

そこで、無関心層や無行動層への訴求を目的として、この30秒程度のシネアドと呼ばれる宣伝素材の活用が有効な手段であるとの仮説を立てた。株式会社アマナのハイドロイドチームと共同で未病の概念の重要性を訴求する映像を制作し、２０１９年12月27日から２０２０年１月23日までの約１か月間、神奈川県内の５つの映画館をジャックすることにした（この期間、この５つの映画館のすべてで放映）。

結果、本映像は、42万５９２０人もの生活者の方々の目に触れてもらうことができた。また、本映像に対応して改めて県で設けたウェブサイトを訪れた人数は、新型コロナウイルス感染拡大に伴いパンデミックという用語がセンシティブに捉えられる可能性を鑑み、短かな期間でYouTubeでの動画配信を取りやめたにもかかわらず、延べ２１９６名となった（**口絵18**）。

■「未病登山――オフィスクライマーズ(Office Climbers)」
――日々の職場を、登山のように練り歩く!

映画館でのシネアド啓発が成功したとして、無関心層・無行動層を如何にして日常生活における行動変容へとつなげていくのか、という点は、引き続き大きくのしかかってくる課題である。

そこで、引き続き神奈川県と連携して、私たちが主体的に取り組むことになったその他の事例も紹介しよう。今回のお題は、様々な市町村や事業所にも波及させることが可能な、日常での健康行動誘発施策をまず神奈川県庁内で、庁内に勤務する職員を対象に実施してほしいという依頼であった。

私たちは、職場で最も頻繁に利用する階段を対象に「エレベーター利用から階段利用への転換」施策を神奈川県庁の新庁舎内で行うこととした。アナザーステップ等で実績もあり、効果検証のフレームもできあがっている。ただし今回は、波及効果のあるものという条件がある。それはつまり、市町村でもやろうと思えばできるようなこと、要するに、

- ■消防法などへの対応がクリア
- ■お金をあまりかけない
- ■特別な知識・技能がなくとも実施しやすい
- ■メンテナンスやコンテンツの入れ替えが可能

というような複数の条件を満たす施策が求められていたといえよう。

そこで、実装された企画が「ビル登山――オフィスクライマーズ」である。①都会のオフィスビルでの仕事環境では自然に触れる機会が少ない、②登山というポジティブな体験を擬似的に再現し、階段を〝上る〟ことをポジティブに転換する、③情報過多の仕事、デジタルから身を離して、自然によるリラックス効果を期するため、階段の踊り場や階段の脇に、あたかも自然の中に身をおき、登山をしているような気分を味わってもらえるような風景写真を大判印刷して装飾する――という取り組みを開始した。これならば、普段からポスター制作や掲示という文化にも慣れている市町村の人々も取り組みやすく、企画も通りやすいのではないだろうか。

工夫は、1階から4階までの階段の上がり下がりに合わせて、山の麓、中腹、山頂の写真を配置し、階段を上がっているのに山に登っているような感覚を持ってもらうことにある。また、金銭面やメンテナンス面での負荷も非常に大きな課題であったが、①近年盛んな利用が増えてきているロイヤリティフリー（無料）で非常に良質な写真を提供しているウェブサイトの利用、②比較的安価な印刷・貼付手法を用いる――ということを徹底し、導入へのハードルを大幅に低減したパッケージとなっている点が本企画のミソとなっていた。

このような、ストリート・メディカルの実践活動の輪が、様々なフィールドに波及していくことで、新しい医療が定義されていく。

コラム　チョークトーク：仮説思考の研磨

本章冒頭では、模範となるような考え方の起点を僭越ながら記載してしまったが、はっきりいって、私にとっても、どれくらい人々の役に立つものなのか、全くわからない。

昨今、模範とすべき考え方や発想法などをわかりやすく記載した自己啓発本を書店やウェブメディアでも多数目にすることがある。あたかも、そこに指南されている通りの手続きを踏めば、誰でも著者と同じような思考や発想法ができるかのように記載されている。しかし、私自身は、そういったコンテンツに記載のある「○○思考」のような、定式化を試みるたぐいのものを基本的に好まない。少なくとも、私自身についての経験上は、前章で記載したブック・スマート型のやり方で、指南書に記載の通りの思考を試してアイデアが生まれることは、まずなかったように思う。

一方で、鍛錬によって、こういった能力を強化していくことは可能なのではないかと考えている。具体的には、思考力や発想力を鍛えるための最も基本的なアプローチとしては、「発想」と「発信」を繰り返すことによるアイデアの研磨を行うことが極めて有効だと考えている。自分のアイデアや考えを第三者（特に、批判的な方がよいことが多い）に理解可能な言葉で発信することが大変重要と思われる。

このような訓練の最も簡単なやり方が、チョークトーク（Chalk Talk）である。聞いたことのない読者も多いかもしれないが、このチョークトークは、欧米の研究者であれば全員といってよいほどトレーニングする発話法である。文字通りチョークと黒板を使って話す、というだけのことなのだが、これが思考を「研磨」するうえで非常に有用である。というのも、実は、欧米において研究者が独立して研究室を主宰するためには、多くの場合、著名な教授たちを前にしてこのチョークトークをこなすことが必須の要件なのである。このチョークトークにおけるスコア評価が、採用のための最も重要な基準といっても過言ではない。つまり、未来のビジョンと直近のアクションを秀逸に伝え、多くの教授たちの心を動かすことができなければ、採用されることはない。

なぜこのチョークトークが有用かというと、準備も何も許されないなかで、自分の思考を整理して伝えるのみならず、繰り返し、厳しい批判に晒されながらも、それらを論破できるレベルまで思考を磨いておく必要があるからだ。生半可な状態でプレゼンテーションに臨んでしまえば、鋭い指摘と質疑応答ですべて身ぐるみが剝がされてしまうのである。これをクリアするためには、自分のもっている仮説の研磨を繰り返し、全ての課題を洗い出して想定しておくことが必要となる。

裏を返せば、現時点での仮説をもとに、このチョークトークの手法を繰り返し周囲の人たちと行うことで（非専門家であることが望ましい）、その仮説を磨き上げていくことが可能になるのである。

したがって、一度、仮説生成を行った段階でチョークトークを行うことで研磨を繰り返すという泥臭いプロセスを経ることが、重要なアイデアの創発に極めて有効なトレーニングであると考えられる。

第5章

対談　社会に健康をインストールする
――小さな一歩を、大きな一歩に変える

ここまでご紹介させていただいた私の取り組みは、そもそも2011年に電通と博報堂が共同で立ち上げた「MIRAI DESIGN LAB.（未来デザインラボ）」というプロジェクトに、ストリート・メディカルの基となった「広告医学」という考え方で応募したことが、その起点となっている。以降、実際にプロジェクト化していくにあたり、様々にご協力をいただいた方の1人が、梅田悟司氏（元電通コピーライター・コンセプター）だった。本書を締めくくるにあたり、その基本となる問題意識をご理解いただければと思い、2018年に行った梅田氏との対談を収録させていただく。

1 医者と患者のコミュニケーションの在り方

医者と患者の間にある「不理解の壁」

梅田　患者側の立場から考えると、「医者は高圧的である」とか「患者をもののように扱っている」、あるいは「病気さえ制圧できればそれでいいと思っている」といったイメージがあります。医師に対する不信とまではいいませんが、その態度の横柄さのようなものがコミュニケーションを阻害している主たる要因ではないかと考えることもできます。

武部　この点については、実は、医学部の学生も、現役の医師も、多くの人は問題だとは思っているのです。しかし、それを解決するための環境がないというのでしょうか。そういう側面が、特に大病院の場合にはあります。

例えば、診療時間として3時間の枠しかないのに、50人を診ないといけない。そういう状況では、1人の患者と接する時間は1分ほどにならざるを得ません。どうしても余裕がないわけです。医師がものすごく忙しくなっているということと、それに付随するのでしょうが、1人ひとりに10分を使っていたら本来診るべき患者を全員診ることができなくなってしまう。そこでコミュニケーションが希薄になっていくという側面があります。

ただ一方で、患者とのコミュニケーションが日常化しすぎてしまうと、問題点としてすら認識しなくなるということもあると思います。ルーチン作業的に毎回同じことをやるというのがありますよね。「どうですか、お変わりないですか？」と患者に尋ねることが定型化されてしまう。仮にそういうことに違和感をもっても、問題にはなかなか気づきにくくなるということです。

問診のプロセスというのは、オープンクエスチョンからクローズドクエスチョンまで、おおよそ教科書で決まっています。最初にまず、「はい、お名前は？」から始め、患者に自分で名前をいってもらいます。次に、「今日はどうされました？」と尋ねる。そのあといくつかやりとりをして、たとえば「おなかが痛い」などの大事そうなキーワードが出てきたら、もう少し詳しく、「どんな痛みですか？」というように尋ねていく。このように抜き取り型でだんだん症状を絞っていくという問診のパターンを定型的に学んでいきます。

これは診断学としては合理的ですし、それでいいのですが、一方で、余分と思われる情報をどんどんそぎ落としていくことになる。余分な情報が排除されていくことで疾患を見つけるという面ではプラスなのですが、患者側からすると、すごく大事な心情の部分をそぎ落とされてしまう感じになり、そこが両立しない部分になるのです。

梅田　実際にはどれくらいの人が制圧すべき疾患をもって来ているのでしょうか。

武部　大病院であれば、間違いなく何らかの疾患があります。多くの場合、まずかかりつけ医がいて、そこから紹介されて来るというプロセスを経ていますから、ほぼ必ず何らかの対処すべき疾患があります。

ともかく診断のために絞る、切り出していくための問診プロセスを医師の教育のミッションとして行うことは必要だと思います。ただそこで足りない部分、サポートするというかアドオンしていくものが必要だと考えているのです。仕組みを変えるというより、仕組みを新たに生み出す方向の方が、これからの医療としての問題を解決していくキーワードになると思っています。

梅田　問診のプロセスとして、オープンクエスチョンで「今日はどうされました？」とすることで、その日の患者と、人として向き合うことはやっているという立場になるのでしょうか？

武部　クリニックなどには対話に時間をかけている医師はいます。うまくいっている開業医は、だいたいやっていると思います。患者から評価されて信頼を勝ち取れないとやっていけない。特に今はＳＮＳも発達していますから、「食べログの医者版」ではないですが、評判が悪いと患者が来てくれません。ただ、そういうコミュニケーションに価値があると思う医師もいれば、そうではない医師もいるわけです。たくさんの患者を診ることに意義を見出している人もいるわけで、そういう場合に、患者とのコミュニケーション・ギャップが生まれてしまうことになります。

一方、大学病院や高度の医療機関、先端治療に特化した医者になると、まず絞り込みと正確性が求められますから、なかなかそういう部分までケアするのは難しいことになります。

要するに、求められるものが全然違うわけで、同じ目線で語ることはできないと思います。

梅田　一般のクリニックで先に診てもらって、そこからどんどん絞ったものを大学病院で扱うということですよね。でも患者からすると、一度、大学病院に紹介されると、その後は、ちょっとしたことでも大学病院を受診できてしまいます。かかりつけ医に戻ってくださいという指導があれば別かもしれませんが。

武部　指導はありますよ。通常は地域連携のための部署があって、基本はかかりつけ医のところに戻せるところは絶対に戻すという社会的な仕組みがあるのです。そうしないと、高度な医療機関の負担が増えてしまいますから。紹介なしに大学病院に来た人には一定の金額を請求するとか、設計上はそうなっています。それが一般に伝わっているかという問題はあるのですが。

梅田　そこからすでにディスコミュニケーションが起きている可能性があるわけですね。

武部　大学病院の方が、すべての病気に対してプロフェッショナリズムが高いと思われる人は多いと思いますが、実はそうではありません。全体を診てくれるのは、むしろ開業医やクリニックのお医者さんなのです。彼らはたくさんの患者を診ているわけで、それだけ専門医より優れている部分がある。それを理解しないで、いきなり大学病院に来て、印象悪いなって思ってしまう人も多いのですね。それ自体がもう、社会的なミス（ディス）コミュニケーションですよね。

梅田　かかりつけ医と大学病院の役割の違いをちゃんと伝えることも大事ということですね。

武部　同じようにありがちな誤った認識に、医師不足の問題もあります。実際は診療科目による医師の数にばらつきが激しくなっているのですが、それが医師不足として伝えられている。政策的に医師の定員増に取り組んでいますが、現実の問題は、全体が足りないのではなく、足りない科が目立っているという偏りで、本来取り組むべきは、その不均衡をどう是正するかです。

梅田　医者もひとりの人間ですから志向性がありますよね。町医者になりたいと思う人と、大学病院で先端研究をしていきたいと思う人。その違いがあるということなんですか？

武部　それぞれですね。最初から地域で見守る医者になりたいと総合力（総合診療）をつけていく人も少なくありません。大学の医学部を卒業すると、マッチングというプロ野球のドラフトのような制度があって、研修する病院を決めるのですが、広く専門性を持てる、しかしスペシャリティがないといえばない、そういうトレーニングを受けられる病院が人気です。

ともかく、不理解の壁のようなものがもしあるとするならば、医者と患者というよりは社会というレベルの話なのかもしれません。

梅田　すごく待たされたとか、「ほかの科に行ってほしい」といわれたとかいう不満は、だいたい大学病院のような専門的な医療機関で起こりがちであるということですね。かかりつけ医のような仕組みで考えると、実は、その人の健康を見守るような仕組みは、本当はできている。

ところで、医者を目指す人って、明確な目的意識、モチベーションがあるのでしょうか？

武部　まさに人によりますね。モチベーションがすごく高い人は、「野戦病院」で安い給料で身を粉にして働いていています。そうではなくて、いいおカネをもらえて、ライトな診療行為で済むようなところを目指す人も少なくないです。

ただ一長一短があり、比較的ライトな領域でやっている医師の方が、余力の部分でコミュニケーションのことを考えていたりする。アディショナルな新しいことに対する受け入れはしてくれやすいところがあります。

医学部の教育はとにかく型どおりやる人を育てるものになっているところに基本的、根本的な問題があると思います。フローチャートに完全に沿って、この症状にはこう治療するということを1対1でできるようにパターン認識させるということが基本になっているのですね。

正しい治療、間違いのない医療ということはわかりますし大切なことなのですが、そういうなかでは新しいこと、新領域に入っていくということへの感受性が低くなりがちです。医学界全体でもう少し工夫をしなければならないところだろうと思います。

医療はコミュニケーションによって機能する

梅田　武部先生の感覚でいいのですが、患者にとって、大病院の専門医とかかりつけ医、どちらのいうことに信ぴょう性がある、いわれたことを聞きやすいというのはありますか?

武部　どうでしょう。最近は、かかりつけ医を信頼するほうが多いような気もしますね。関係がきちんと築けている人にサラっといわれる一言と、いきなり大学病院に来て初めて会った偉そうな医者にスパッといわれることと、伝わり方は違う感じがします。実際、私の祖母は、かかりつけの整形外科でいわれる脳のことについてはすごく信じているのに、脳外科の専門医のいうことはまったく聞きません。

梅田　それは、医者と患者、もしくは病院と社会との関係性によって、伝わり方が変わってきてしまうということだと思います。つまり、信頼関係がないと医者の話なんか聞かないということだと思うのですが、では、その関係性を築くことが重要だと思っている、もしくはそれなしには医療行為は成り立たないと考えている医者はどのくらいいるのでしょうか。

武部　具体的な比率まではわかりませんが、私の周囲で精神的な科目、認知症やアルツハイマーを診ている方たちは、例えばレストランを貸し切りにして患者会のようなイベントをやるとか、糖尿病内科の医者が料理教室を開くとか、そういうふうにして地域の人たちと医療外で交流する人が増えているように思います。ですから質問にお答えすると、そういう医者は一部にはいる、しかし現状は大事な活動として体系化はされていない、ということだと思います。

梅田　これは印象論ですが、開業医はだいたいベテランです。一方、大学病院では、特に初診では若い医者が出てくることも多い。そうなったときにどちらのいうことを信じますかとなったら、開業医を信用してしまうところがありますよね。「あの若造になにがわかる」という感じで。

武部　それはありますね。実は、そこはとても大事な点で、病気の発見プロセスというのは変化の解析なのです。これまではこうだったのに急な変化が起こっている、ということから発見がある。例えば血圧を測ったら140でした。果たしてその数値はよくないのか。これがふだんから140くらいだというのであれば、高いけど、まあ大丈夫だろうと判断できます。そうではなく、急に上がって140になったというのであれば、リスクととらえる。そういう変化の情報を蓄積した医者が最初のサインを見つける。医療はそうであるべきだし、そのほうが診断の精度もあがると思うのです。かかりつけ医が患者さんと「線」の関係を築くことで変化を見守り、適切なタイミングで大病院と「点」の関係を促してあげる。そこで、原因を深掘りしていく。そういう関係性が一番合理的ですし、納得性も高いと思います。

梅田　ところで、お子さんが先天的な病気を持って生まれてくると、その夫婦は離婚してしまうケースが多いという話を耳にします。そこにはどういう因果関係があるのでしょうか？

武部　そういうお子さんを持つと、そこにずっとかかりきりになってしまい、たいへんなのですね。例えば、子どもの世話のためにお母さんはもうずっと家にいない。その結果、夫婦のコミュニケーションの乖離がどんどん広がってしまい、夫婦としての関係が成立しなくなってしまう。

梅田　僕からすると、お母さんは子どもにつききりで、それをお父さんが支えるのは当たり前じゃないかと思うのですが。

武部　「当たり前じゃないか」ではぜんぜんすまない、そういう病気があるのです。そこはもう、子どもが難病になったときの「夫婦仲疾患」とでもいうべき概念としてとらえないと仕方がないのです。実は「兄弟仲疾患」というべきものもあって、病気の本人と少し年齢が離れた兄弟がいると、その兄弟はまったく親から構ってもらえず、そのことがトラウマになってしまうのです。その結果、その兄弟の関係において大人になってから問題が起きるというケースもあります。

ですから、中心にいる患者さんはもちろんケアしなければなりません。でも、その周囲にいる人たちをどうするのかという問題もあるわけです。そして、そのためのケアは、いまは何もない。その部分も、新しい治療領域・概念として確立しなければならないという気がしています。

梅田　もうひとつ話は変わりますが、例えばある症状があって、「この薬を飲みましょう」という。次に来たときに、患者から「その薬飲んでません」といわれてしまう。そのとき、医者はどう感じて、次にどういうリアクションを取るべきと考えているものなのでしょうか。「しょうがないなあ」と思うものなのか。

武部　普通であれば、「飲んでくださいね。そうしないと危ないですよ」ということでしょう。診察時間のなかで患者に対応しようと思えば、それ以上には何も考えないかもしれないです。

梅田　そうですよね。個別の案件にそこまで時間はかけられないし、その患者の思いに自分の気持ちをはせる余裕もないということですね。

武部　患者の症状の原因分析をするというのは一大仕事になります。なぜだろうと、デプスインタビューをする必要が出てくる。かかりつけ医のなかには、そういうことをやっておられる人はいると思いますが、通常はそれをしている余裕は確かにありません。あとは、いまあるツールのなかで解決しようとする。例えば「お薬手帳」を渡して、飲んだかどうかをそこに書いてもらうとか、すでにある仕組みのなかで何かのツールを提供するというのは、とりあえずの対応としてあると思います。それくらいしかできないでしょうね。

梅田　自分で薬の量を調整しちゃう人もいます。朝と夜でもらっていても、朝しか飲まないとか。それで状況がひどくならなければ、それでいいと。

武部　そうなんですよ。薬の量を患者が勝手に調整してしまうのは、本当に危険なのです。医学部の授業でもケーススタディで取り上げたりするのですが、究極のところは本当によくみていないとわからないのです。

梅田　薬は飲みすぎないほうがいいという感覚はありますよね。あるいは、できるだけ治療行為のようなものは受けないほうがいいという……

武部　私はちょっと医者から外れたところがあるので、つまり、できるだけ医療行為はミニマムで、介入されたくないというのはあります。医者を代表するコメントにはならないのですが。

梅田　医者にそういえば、考えてくれるのですか？

武部　それは難しいでしょうね。それをしないことでおこるネガティブなリスクを考えるからです。ですから、例えばこの薬はやめて頑張ってみましょうなどという方向での指導は、自分でもやはりできません。もちろん、できる限り向き合おうとする医者は少なくないとは思います。

梅田　そこはまさに、マイナスからゼロに戻すという医療の本質的な役割に近いところがあるかもしれないですね。

武部　私はそのあたりに難しいところがあると思っているので、外にいろいろできる余地があると思っているのです。ですから患者と医師のコミュニケーションというものを入り口の課題認識として持つのはいいのですが、ソリューションの対象としては、もう少しまわりの事象や環境、場合によっては社会というインフラだったりとか、働いている企業だったりとか、いろいろなところに展開していく必要があるかなと思っています。

医学部におけるコミュニケーション教育の現状

梅田　ところで、なぜ医者はコミュニケーションの効用について懐疑的なのでしょうか？　医療におけるコミュニケーション教育ということに近いのかもしれませんが、なぜ、患者に対してのコミュニケーションを変えることによって、最終的なアウトカムが変わっていくということに関して無自覚でいられるのか？　僕にはそれが理解できないのですね。

武部　私も理解できないところはあります（笑）。ただ、例えば医療におけるコミュニケーションというと、インフォームドコンセントとか、病状の説明をきちんとして患者の同意を得るという、リスクや問題点を伝えるマイナスの部分からきているところがあります。

大きなきっかけになったのが、横浜市立大学で起きた患者取り違え事故です。これはまさにコミュニケーションのエラーで、肺がんの患者と心臓病の患者を取り違えて手術をしてしまったというものでした。幸い大事には至らなかったのですが、当然、手術の術式も全然違いますから、かなりのリスクを伴った事件でした。なぜそんな事態が起きたのか。原因はまさにコミュニケーションエラーだったわけです。そこで、正確に伝えるという観点からコミュニケーション教育が始まったといっても過言ではありません。

医療過誤や医療訴訟というものが多くはコミュニケーションに起因しているわけで、そのエラーをいかに防ぐか、止めるかという教育が、少なくともいまやらなければならない最低限のこととして、コミュニケーション教育になってきたわけです。

インフォームドコンセントも同じことで、なかには心ないクレーマー的な患者もいるので、そういうことにどう対応するかという、やはりマイナスの方向からきてしまっているのですね。

梅田　訴訟とか、裁判対策とか？

武部　そう、そこです。そういう問題にすごく敏感だった時期があります。これはごく自然な流れなのですが、マイナスをキャンセルするためのコミュニケーション技術・教育が、この10年間、医学部で行われてきたことなのです。それが、ここに来て、コミュニケーションのシフトが起きる、つまりプラスの方向からそれを考えるという動きが起こるというのは、いい流れ、自然な流れなのかなという気がしますね。マイナス面については、かなり注意するようになって、仕組み化もされてきたところがあるので、次のコミュニケーションの教育は、いま、ここで議論しているようなことになっていくのかなと思っています。

梅田　医者への不信感のようなできごとがいくつかありますが、患者と医者とのかかわりあいの中でそれが生まれることもあれば、メディアによって生まれる印象も多々ありますよね。ひとつは大きな医療過誤が起きたとき、すべての医者が同じように見られてしまう。あるいは訴訟が起きて、市民団体と病院が対立する。そこで多くは病院が悪者のように扱われていき、患者さんがかわいそうという世の中の空気が生まれてくるというのがあると思います。

そんななかで、医学部におけるコミュニケーションの現状はどうなっているのか、どういう方向になっているのか、繰り返しになってしまいますが、少し教えて頂けますか？

武部　やはり信頼関係を築くことが大事なので、診察の際にも、最初はオープンクエスチョンに始まって、たわいもない話から入りましょう、とか。それからリピートですね。「どうされました？」「おなか痛いです」「おなかが痛いんですか？　どのあたりですか？」というふうにすることで、医者のペースにしていく。そういうことはテクニカルにやっています。反復、傾聴で徐々に絞り込んでいく、ということです。そういう診察技術を、一般的にはコミュニケーション技術として学びます。

それからインフォームドコンセントのときには、例えば外科であれば、その場で絵をかいて教えてあげましょうというようなこともあります。

これらはひとつの何となく頑張っているコミュニケーション事例だとは思います。ただ、なぜそうするのかを考えると、ネガティブなエフェクトを生まないようにするため、というところがある。どちらかというと、守りのコミュニケーションです。患者を良くしてあげようというコミュニケーションとはちょっと違う。

梅田　なるほど。最終的には患者のためにはなるのだが、どこかで自分たちの身を守るという。医療に100パーセントがないという前提に立つなら、それによって自分たちを守ることを考えなければいけないということですよね。

武部　それは医療の在り方の変遷、歴史にかなり起因していて、もともとはパターナリズムといって、医者は神様であって絶対に逆らってはいけない存在だった。患者は何も知らないので、すべてを任せるという時代がしばらく続いていました。それこそ、「医は仁術」といっていた時代です。それが、時代が変わって、いまやインターネットをみれば、誰でも医療の情報に触れることができるようになった。最先端の治療もわかる。そうなったときに、医療における関係性が変わり、パターナリズムの転換が起きて、正確性が重視されるようになり、エビデンス・ベースド・メディスン、正確な情報をコミュニケーションによってきちんと伝えるには、という方向に教育のシフトが起きたのです。そして、私の在学中に、ナラティブ・ベースド・メディスン、つまり、もう一度信頼を復活させるために、ナラティブな患者とのコミュニケーションを考えましょうということがいわれ始めました。私には、それが本質的になんであるかはよくわからなかったのですが……。ただ、そういうふうなシフトがまた起きるのかなあ、というのがいまですね。

「正しさ」にとどまる医療の終焉

梅田　たしかに患者の側が頭でっかちになっているという状況はあります。それが正しい情報ならいいのだけど、自分の不安からネットでとにかくランダムに情報を検索して、自分がいいように解釈して、医者のところにくる。そういうことが大きな問題としてあるわけですね。医者は、そうやって自分で調べてきた患者のことをどう思っているんでしょうか？

武部　私は、個人的にはむしろウエルカムだと思います。そうやって情報収集をしていただいたうえで、医者の判断を聞いてもらうことが、ようやく当たり前になってきたのだと思います。最近の言葉でいうと、医者はキュレーション的な役割を担っていて、いろいろな情報があるなかで、少なくとも自分が考えるその患者にとってのベストをキュレートして提供する。それがいまの医者の在り方に近いような気がします。もちろんそこにも絶対はないので、最終的な判断は患者がするというところは、おそらく変わらないと思います。

梅田　最後に判断するのは患者だというのは、昔からそうだったのでしょうか？

武部　いや、昔はそうではなかったですよね。医者が絶対だったわけです。いまは、選択に必要な情報は提供して、最終的な判断は患者がすると。コミュニケーションの授業でよく行われるのが「エホバの証人」、輸血の話ですね。この子を救うためには絶対に輸血が必要である。しかし、その子には意思決定ができない。親は、自分の子に輸血することを許さない。そこで輸血をして子どもが助かっても、医者は裁判で負ける。そういう事例を勉強します。合理的に正しいことが患者にとって最良かというのは、別次元の問題であるということを学ぶわけです。これは極端なケースかもしれませんが、少なくとも合意か、患者の選択か、命にかかわる問題であり、そこに決断を求めざるを得ないわけです。

梅田　シェアード・ディシジョン・メイキングなどといわれますが、医者はキュレーターとして、いくつかの選択肢を提示することになるというわけですね。

武部　そうですね。そういう感じになる可能性があると思います。医者として、こうすれば少なくとも確率的にこうなる、というのをベースにして情報を提供し、最終的に決めるのは患者であるという。ＡＩで出されてくるものも、そういうことですよね。１００パーセントこれですというう出し方はしない。確率的にこうなる。二番目はこれですと。

梅田　選択肢を与えて進んでいくのは、お互いの心理的ストレスもないし、いいことですよね。そうやって、いっしょに決めたんだからという。

武部　微妙な問題はあるのです。例えば選択肢が多くなることによるストレスはありますよね。選択圧というのでしょうか。つまり一方では、いろいろいわれてかえってわからなくなっちゃう、最後は医者に決めてほしいという思いが多くの患者側にあるのも事実だと思います。ですから、ケースバイケースなのかなと。それでも医者は自分なりの結論は導けるようにならないといけないので、今後はやはりキュレーターとしての役割をきちんと果たさないと信頼は勝ち取れないということなのだろうと思います。

梅田　広告の世界もまったく同じです。クライアントに選択肢を１つだけ出すのはもうダメです。ほかの可能性があるだろうといわれてしまう。ですから、僕らもキュレーターとして、こういう方向が３つくらいあるけれども、これをお奨めします、という表現をしないといけない。そうしないとダメになってきているのです。提供者側が決めたものを押し付けるのではなく、かつ、最終的には提供者側が奨めるほうに誘導していくということですね。

武部　私が最初に広告関係の方とお付き合いしたとき、昔の医者と患者の関係をイメージしていたのです。私が患者の側ですね。私はもう、基本的にお任せしたい。ところが、最初のとき、いきなりいくつもの案を持ってくる。「なんだこれは」と、一番いいものを提案してくればいいのにって思いました。本当はどれがいいというのがあるはずだよなって思いながら、逆にプレッシャーを感じたのです。いま、梅田さんにいわれたことで、やっと納得しました。たしかにいわれるように、同じことを医者も求められるようになっているのかもしれませんね。

梅田　それは医者としての責任を放棄しているわけではない。患者がより良い人生を歩むための病気との向き合い方というのがきっとあるはずで、そこをエビデンスに則って情報を提示して、どれがいいかを一緒に決めていくということですよね。

武部　クリエイターがやってきたことを医者が追随するということかもしれません。

梅田　正しさをベースにしながら、どういった提案ができるのかという方向に変わっていくということかもしれないですね。

ただ気になるのは、たしかに医者と患者で決めたのだからお互いに納得しようということの裏側で、医療訴訟が増えていることがそのプロセスの増加につながっているのではないかというのがありますね。一緒に決めたのだからミスではありません。そうして決めたことをやったにすぎないのですと。ネガティブにとらえると、そういう言い訳のために一緒に決めたというプロセスをつくるという、そういう側面もないとはいえない。

武部　それはたしかにありますよね。治療説明同意書にサインしているじゃないですか。情報はきちんと提供しているし、意思決定はあなたがしましたよねと。それを担保するためにやっておくというのはあります。そこが患者との関係を阻害する要因になっていることはありますよね。

梅田　極端な言い方をすれば、広告は一度失敗しても、翌年も同じように予算はつく。だからまた別のトライをすればいいじゃないかとなる。でも身体の場合は、そういうわけにはいきません。患者にとってシビアな状況は一生にそう何回もあることではない。だからこそ合意が必要ということだったりするわけですよね。

武部　そうですね。あとは、最近大きくなってきたセカンドオピニオンの動き。別のところで、同じ条件の時にどう考えるかを聞けるようになっています。そういう仕組みはあります。それを推奨されていますし、やってくれという医者も増えています。

それはいいことなのですが、実際に患者の家族になったことがある立場からすると、セカンドオピニオンをとるのにまた1週間、2週間がかかってしまうとか、次の医者がはっきりいってくれないなどということがまたストレスになってしまうという面もあります。

ですから、そこは本当に新しい仕事の領域が確立するのだというくらいの意識でいかないといけないでしょう。キュレーションされたいくつかのデータをきちんと翻訳してくれる。そういう医師と患者の間のトランスレーターのような領域。いまはそういう翻訳者がいませんからね。

梅田　広告の世界では、クライアントワークには「競合」というのがあります。ひとつのクライアントに3社が呼ばれる。これをセカンドオピニオンやサードオピニオンに当てはめて考えると、1回の検査で3人の医者が診るというような可能性はあり得るのですか?

武部 これまではほとんどなかったと思います。多くはハードウエアの問題でできていないのですが、最近は技術の進歩もあって多少はできるようになってきました。これからカルテのクラウド化などが進めば、できる時代がくると思います。現状は、そういう意味での技術が遅れていて、データも全部取り直し、つまり再度検査をすることになるのが普通です。

梅田 セカンドオピニオンが大事といいながら、一方で一刻を争う患者さんもいるわけで、そこにミスマッチが起きてくるところもある。ただ、それは医療本位、病院本位の考え方にみえます。そこが少しずつ患者本位に変わっていくのだとすると、データを共有化しながら、同じ情報をもとに、いろいろな医者が判断してくれたら、もっと広がりますよね。

医療の主語を、患者・生活者に

武部 日本でも医療関係の職種を広げることを考えるべきでしょうね。アメリカにいるとその多さにびっくりします。コ・メディカルといわれるのですが、医師がいて、看護師がいて、ソーシャルワーカーがいて、パラメディカルというのもある。そして、医者のコミュニティで患者を診るのではなく、ダイバーシティで診るのです。

日本でチーム医療というと、普通は医者が5人でグループ診療をするってなる。アメリカはそうじゃない。例えば内科、外科、精神科の医者と看護師とソーシャルワーカーとか栄養士とかがチームで患者を診る。なので、このことは誰某に相談すればいいというのがその場でわかるようになっている。そこはぜんぜん違います。これが全員医者だと、患者がちょっと理解できないようなことがあって聞いてみても、結局いつまでも理解できないままということになりかねません。

梅田　まさにトランスレーターですね。その役割をスペシャルワーカーの人たちが担うのかということ。

武部　そうですね。日本では栄養士が一緒にチームを組むようなことはまずありませんからね。入院していると、栄養士が1人で病室に来て、話を聞いて帰っていく感じでしょう。少なくともそこはセットになるべきだと思います。

梅田　そういう専門性を軸に縦割りのような形で作られたチームと、患者を軸に作られたチームとでは違うということですよね。ここはまさに、医療の主語を患者・生活者に変えていくというところに近いのかなと思います。ただ、現状で患者が中心のチーム医療という「夢物語」に近いことを実現するのは難しいじゃないですか。そうしたときに、職種を増やしたりとか、翻訳してくれる間に立つような人たちを増やしたりするというのはひとつの解決策ですよね。それが、いまの医療で考えると、そういうことを医者本人がやるのかとなって、結局、看護師が重圧をすべて背負うようなことになりがちということなのですかね。

武部　難しいですよね。看護師も現状の仕事でいっぱいいっぱいという人が多いと思います。本当に看護師は足りていません。

そこで、いますぐ対処できる可能性があるとすれば、私は医学生や看護学生だと思っているのです。彼らは医療行為のディシジョンメイクには関われません。でも、周辺を見守って相談役になることはできる。私が大学の中にCDC（コミュニケーション・デザイン・センター）を作ったのは、そういう理由からでもあります。教育を受けた学生が、コミュニケーションセラピーのようなものを提供するというのは、いいマッチングじゃないかと思っているのです。場合によっては、それが医学生でなく、文系の人でもいいかもしれません。専門の全く違うデザイナーでもいいかもしれない。そこでチームを組んで患者に応対していくことができればいいと思っているのです。

梅田　そこに法的な規制はないのですか？

武部　現状はないと思います。医療行為に関する意思決定をするとなると問題でしょうが、相談に乗るのが趣旨ですから。少なくとも、医学部の学生がやるということであれば、可能性はあると思っています。大学、アカデミックな機関が先進事例として取り組むことで、そういう規制のあり方を考えていかないといけない。いきなりそういう取り組みをクリニックや地域の病院でやるのは難しいと思います。

梅田　実際に人を雇う必要も考えると、経済的な負担にもなりますしね。

たしかにそうしたコミュニケーションセラピーのようなものが生まれると、患者側にある「みられていない感」「大事にされていない感」は、かなり軽減されていきますね。患者は医者が自分を1人の人間としてみてくれているのか、扱ってくれているのかということで判断するところが大きいです。医者が忙しくてできないというのなら、病院というチームとしてみてくれる。そういう意味で、CDCはすごく重要になりますよね。

武部　そうなんです。

梅田　そういったものが最終的に「自分ゴト化」につながっていくのでしょうね。

武部　そして、そういう学生がまた将来医師になった時に、次の世代の手本になるといい。

梅田　学生はまだ医師でも看護師でもないということで、なんでも話せる関係になれる可能性がありますよね。患者側の気持ちを上手に引き出してフィードバックさせることができるかもしれない。

武部　翻訳者としては最適なポジションにいると思います。例えばアメリカでは皆保険ではないために、経済的に医者にかかれない人がいる。そういう人向けに医学生がクリニカルトレーニングとして、フリークリニックというのをやるのです。あくまでも診療の練習で、本物の医療ではありませんといいながら、限定的に聴診器を使った診察をボランティアでやっています。勉強の一環も兼ねたサービスの提供ということです。日本でそんなことをしたら批判の的になりそうですが。もちろんそこではコミュニケーションセラピーのようなものはありません。でも、やり方次第で、日本でもそういうことを仕組み化できると思っているのです。

梅田　医学生を使うかどうかというより、医者や看護師だけでないチームを作りながら全体をみていく。とくに病理や疾患に関わるところではない部分で患者の持っている不安などを聞き出しながら医療の最適化のために様々な情報を用いていくということは、最終的にいいことであると。

武部　そうですね。そして、ゆくゆくのビジョンとしては、医療行為そのものではないところにソリューションを出せるといいなと思っています。例えばわかりやすい絵で伝える処方とか。持ち手を工夫したコップを提供して、手が震える人でも飲み物が飲みやすくするとか。そういう医療行為以外の部分の、ケースに合わせてできる具体的なセラピーがあると思うのです。まずは聞き取り手、トランスレーターのような職種があって、それを学生などが担当し、そこから抽出されたものをフィードバックできる仕組みです。

梅田　最終的には患者さんの希望に沿って、多少手間になっても一対一対応をしていかないといけないのでしょうね。そこを仕組み化する以外に道はないということですね。

武部　そうですね。でも逆にいうと、それは当たり前にやっていることで、患者の側も服を毎日500円払って借りるとか、テレビカードで高いお金を払うとかをやっているわけです。その部分が今後置き換わっていく可能性は十分にあるので、そこに企業の人達を含めたソリューションが提供できる可能性は残されていて、それによって全体として医療がよくなっていくというのはあるわけです。

梅田　最初に医者や看護師に「今日はどうされましたか？」と聞かれると、いきなり患者としての自分ということで話しますよね。そういうときに、医学生のようなセラピストが周辺領域のことを聞けるようになるといいかもしれないですね。

「自分ゴト化」が、医療を加速させる

梅田　僕の知人に30キロも体重を落とした人がいて、そのきっかけとなったのが、かかりつけ医の一言だったといいます。あるとき会社で受けた健康診断の結果を見て、その医師が語った、「息子さんはいま10歳か。彼が成人するまで生きていたいよね」という一言だったというのです。それで本人には強烈なメッセージで、「自分はそんなにひどいのか」と真剣に考えたといいます。それで医師に「そんなに悪いのですか？」と尋ねたら、医師は「そこまで生きていることを保証できない」と応えたといいます。それで、その医師の指導の下で減量をすすめたというのですね。

武部　そういう事例を聞いて思うのは、患者に情報を伝えている医師はいるということです。ただ、先ほど私が挙げたケースも含めて、いずれも個々の医師の経験値であり、ノウハウでしかない。私の知り合いに「夫婦外来」というのをやっている人がいます。旦那さんを治療しようと思ったら、必ず奥さんを呼ぶ。そんなふうに、個々人で工夫されているケースはたくさんあります。それらはまさに医師と患者のコミュニケーションがうまくいっている事例なのかなと思いま

す。

梅田　コミュニケーションということでは、例えばお子さんに障害があって、その結果、「夫婦仲疾患」というものが起きやすいのですというふうにいわれると、「ああ、みんなが体験しているることなんだ」と、当人たちにとって問題はだいぶ違ってきますよね。ポジティブにとらえられるということでは、とても意味があると思います。そのあたりも、コミュニケーションの領域として大事なのではないかと。こういったところで、心理学的なアプローチはあるのでしょうけれど、あまりにも学術的過ぎて……

武部　そうなのです。みんなに響くようなものにはなっていない。もう少しライトなコミュニケーションが必要なのですが、医師にとっては、正しく、論理的な根拠があるかというところをきっちり教育されているところがあるので、難しいんですよ。

慈恵医大にすごくいいスローガンがあるのです。「病を診ずして人を診よ」という開学をした先生が残した言葉で、それを開学以来の理念としています。その言葉を考えると、いままでは病を正確に診て、そのリスクをしっかり伝えるということを正しくやってきたとして、次のフェーズとしては、もう一度「人を観る」というフェーズに来ているのかなと思います。

昔、赤ひげ先生のような町医者は、人を観ていたわけです。ただ医者と患者の関係ではなくて、人付き合いというものがあった。患者はそこに全権を任せて、人間として付き合っていたと思うのです。ところが訴訟のようなものが起こるようになってきて、客観性のある実体、すなわち、病に明確にフォーカスが当てられるようになって、サイエンスとしての医学というものが突き詰められてきたというのがいまなのだと思います。だから、次のフェーズには、また人に戻ると。それは結構わかりやすい理念なのではないかと思います。

梅田　そのときに、XY軸で考えたらまわっているように見えるのでしょうが、そこにZ軸を加えたらそれが螺旋状に上がっていってほしいですよね。その上がっているというものが何なのか。そこがテクノロジーとかサイエンスの世界なのかもしれないのですが。

武部　そうですね。やはり、「役者が増える」というのがわかりやすいのかなと思います。昔ながらの医者というのは、先ほど体重を減らす話がありましたが、そういう世界なのですよね。ある人にとっては神様のような存在だけど、人によってはうまくコミュニケーションが取れない、不器用な人というイメージだったと思います。それがいまは、そこに「外の人」が入れる時代になってきて、コラボレーションが簡単にできるようになった。医学という閉鎖的な社会が、少しずつ開けたものになりつつある。その結果、例えば梅田さんが病院で患者を観ているようなことがあっても、おかしくない。医師の資格は持っていないのだけど、面倒見のいい人が愚痴を聞いてくれる外来があったら、すごくいいだろうと思います。そういうオープンネスというか異分野協動のようなことになれば、いま議論してきたようなソリューションができうるというのが、次のZ軸なのかなと思います。

ですから、私のやるべきことは、異分野の人をどう結び付けて病院をよくしていくのか、ひいては人々の生活を見守れるようになるのか。そういうことを考えたいと思っているのです。

梅田　話は飛ぶようですが、それと同じことがビジネスの世界でも起きています。スタートアップというのが流行っていますが、事業をやりたい人がいる、お金を出しますという人がいる、そこで事業は成立します。でも、それで終わってしまって、その事業をスケールさせる人がいないんです。これは世界的な傾向で、アメリカでは例えばそこにコミュニケーションのプロを入れることで、アクセレーションといったりするのですが、世の中にその事業を価値としてどう変換して伝えていくのかということに取り組んでいる。「正しい」とか「やるべきだ」ということはもちろんあるのですが、それをどう伝えていくのかというフェーズに進んでいかないと結局、なんにもならないということなのですよね。

武部　CDCをつくった理由も、まさにそこにあります。それをスケールアウトしていくためには、こういうことを仕組み化できるということを示して、世界中の医学部で研究されるようになること。そうなったら、すごくいいと思う。

梅田　会社で行われる健康診断はどうなのでしょうか。ある元産業医によれば、いま、会社で行われている健康診断の科目は、時代の医療問題やニーズに合わなくなっているものが多い。なぜ、これを調べて、こっちは調べないのだろうと。それからもうひとつ、健康診断結果がきちんとした情報として受診者に伝わっているのか、ということも指摘しています。

武部　そうですよね。数字を知るための取り組みみたいになってしまっている。

例えば腹囲を測定して「メタボ」の診断になると、指導医から呼び出しがかかります。「赤紙」のようなものがきて、本人には、面倒くさい、不快な思いをさせてしまう。その結果、誰もが測定を嫌がる。ここはまさにメタボ診断の課題のひとつです。

梅田　健康診断というのはまさにコミュニケーション、伝え方の問題になりますよね。受診していて、結果も出ているのに、それがアクションにつながらない。

武部　健康診断のフォローでも、仕事で忙しくいろいろ予定が詰まっているなかで、あいている時間を見つけて指導医のところへ行けといわれても、相手は平日の日中しかやっていなかったりする。予約もとれない状況でどうしようもないというのが実情です。どうしようもないところになると、もういいやとなるのが人の気持ちですからね。だから、私もあまり人を責められない。

梅田　そこは医者であり、患者でもあるわけですね。

ちなみに製薬会社がやっていることはまた、少し違いますよね。CMなどで健康管理をアピールしていますが。

武部　アストラゼネカというイギリスの会社で、糖尿病薬などを手掛けているのですが、生活習慣病のために何かできることをということで、デジタルクリエイターと医療従事者を集めてラボをつくっているんです。そこでブレーンストーミングしながらアウトプットとしてアプリをつくったり本を出したりしています。確かに、そういう仕組みは、製薬会社の次のやり方として、啓発にもなるし社会貢献にもなるという共存する仕組みとしてのひとつの新しい事例だと思います。

日本の大手メーカーは、これまでは医薬の研究に奨学金や寄付金というかたちでお金を出してきたのですが、そこは利益相反の問題もあってなかなかむずかしい。テストをする側の医者にお金を提供するとはなにごとか、というわけですね。そこで、別領域として、コミュニケーション、つまり「啓発」というところに少しずつお金を出すようになってきています。ただ、まだいまは仕組みができていないのでなかなか進んでいません。

梅田　製薬会社のCSRとしては、そこからやるべきですよね。患者をつくらない。患者になってしまったら、その時は私たちの薬で、という話ですね。

話を戻して「医療はコミュニケーションの集積である」というテーマで考えると、基本的には医師と患者の関係は、「薬を飲みなさい」といっても飲まなかったり、「健康診断の結果がよくないからもう一度ちゃんと検査をしましょう」といわれても受けなかったりと、そういう状況にあるので、「正しさ」を伝えるだけでなく、もっと「自分ゴト化」してあげないと機能しないということが明らかです。そのなかで、医師と患者の関係、あるいは病院と社会との在り方も少しずつ変わっていかなければならない、ということだと思います。

そのベースとして、医師と患者の間にある「不理解の壁」を越えていくには、コミュニケーションの力が必要である。そして、インフォームドコンセントや訴訟対応のようなマイナスからの出発に近いコミュニケーション教育が行われているなかで、正しい処置や手順を間違えずにやるということを重視するところからいかに抜け出していくか、ということも大事ではないかということですね。そして、医療の主語が、これまでは正しい情報や治療方法という医師よりのものだったかもしれないが、もう少し患者の側にシフトしたコミュニケーションに移っていくことが大事なのではないか、ということですね。

2 医療情報と人の関係をデザインする

「自分ゴト化」のカギは、広告にあった——メーカー主体から、生活者主体へ

梅田　これまで話してきたことをまとめると、医療の問題を医療の中で閉じてしまわずに、コミュニケーションの考え方を持ってくることによって解決していこうということです。そこで、武部先生が目を付けたのが広告という機能で、人をその気にさせるとか、実際に動かすというところに医療の問題を解決できる方法があるのではないか、ということです。

実際に広告の側では、まさに「自分ゴト化する」がテーマになっています。広告の世界には、昔でいうとＡＩＤＭＡ（アイドマ）、いまでいうとＡＩＳＡＳ（アイサス）といろいろなやり方があるのですが、ともかく自分ゴト化ということがすごく大事になっています。なぜなら、どんな商品であっても強制的に買わせることはできないのですね。だから、「買いたくなる」ということを設計するのが、基本的な広告の考え方になっている。そのために、どうしたら人が動くのか、どうすれば人は何かをしたくなるのかということを日々考えています。クライアントの商品

やサービスを実際に購入していただくという目的のなかで、そういったものをどのように組み込めるかということをやっているのが広告業界の仕事です。

これを医療で考えると、ただ「薬を飲んでください」というだけではなかなか患者に薬を飲ませることはできない。そこで、広告の方法を活かすことで飲みたくなる気分にさせることはできるのではないか、ということになります。

また広告の世界で特に最近は、商品やサービスというブランドを、どのように手にとってもらうか、買ってもらうかだけではなく、世の中をよくするために、我々が使っている広告という手法をどのように活かせるかに目を向けるようになっています。そのなかに、「ソーシャルグッド」という文脈があります。それは、ものが売れるではなく、世の中をよくしていくために、自分たちが普段やっている力を使えないか、という大きな文脈です。

そういう視点で医療という領域を見るとどうか。これから日本は間違いなく高齢化がさらに進み、長寿国になっていきます。そういう文脈で考えると、医療は、我々広告の人間にとっても、間違いなく向き合うべき領域であったということがいえます。

つまり、「ストリート・メディカル・プロジェクト」の前身となる「広告医学」は武部先生からオファーをいただく前から、我々広告業界の中にも潜在的テーマではあったのです。それがオファーによって確かにその領域はあるというのが顕在化され、実際のプロジェクトがスタートしていったという経緯があります。

ここでまず実際に我々がクライアントワークで何をしているのかをお話しします。大きくは、「買いたくなる」「欲しくなる」「人が話をしたくなる」という、実際に自分たちが何かをするように仕向けていきましょう、ということをやっています。そのなかで大事なのは、「これを買え」とか「これを試着してみろ」とか、「これを人に話すべきである」という押しつけではなかなか機能しないということを原点としているということです。

人と人とのコミュニケーションは、人を対象として考えてしまうと、自分と他人がいて、その他人とのやりとりのなかでコミュニケーションが行われていくと考えがちです。しかし、実際に「Aをしてください」といったら、相手が「じゃあ、Aをします」ということはほとんどあり得ません。ですから、そこでどのようにすれば行動してもらえるのか、「Aをしてくださいね」ではなく、自然に相手がAをしたくなるような投げかけ、動機付けをどのようにしていくのかということを、我々は常に考えています。

そこで大事になってくるのが、メーカーではなく生活者を主体として考えたときに、どういった働きかけがいちばん効果を生むのかです。仮にこれを医療の領域で考えるなら、医療の中心に医師や医療機関を置くのではなく、受益者である患者の側を中心にする。そして、患者が自分で考えたかのごとく行動してもらうということが大事になるはずです。

武部先生のお話を伺っていて、人と人のコミュニケーションのあり方として我々広告の世界が取り組んでいることと、医師（医療機関）と患者との関係性はすごく近いと思うところがありました。そこで、我々が使っている課題解決手法が同様にワークするのではないかという確証を得ているのです。根底にあるのは、メーカーがモノを作って発売したら勝手に買ってくれるだろうという時代ではなくなったということです。メーカーが主体ではなく、生活者が主体であるということです。

いま世の中でいろいろなものが飽和していくなかで、なぜその製品（商品）が必要なのか。その製品の存在意義をきちんと定義してあげる。つまり、生活者にとってどんな便益があるのか、どういった生活をめざすためにそういった製品を使えばいいのか、という価値のようなものを示していかないと、生活者もなかなか買ってくれなくなっているということです。メーカーは、自分たちの製品は良いものだから買えばいいではなく、この製品によってあなたの生活をこのようにしていくことができます、という価値を提示していかないとなかなかコミュニケーションが成立していかなくなる。そういう時代に来ています。

医療の世界で考えるとどうでしょうか。生活者である患者は、医療の情報を自分から得る機会があり、その情報を自分で選別できると思っているところがあるかもしれない。そこで、より強い関与をしていかないと、医者が提供する情報を信頼してくれないという時代に来ているということです。

ソーシャルデザイン化する広告——課題解決モデルを健康に応用する

梅田　広告と聞くと、製品やサービスといったブランドの知名度を上げる、売上に貢献するというイメージがあると思います。しかしいまや広告の領域は、それだけではなく、世の中に点在するソーシャルイッシュー（課題）を発見して、その課題を、企業やブランドを通じて1つずつ解決するという方向に変わってきています。つまり、広告が「ソーシャルデザイン化」しているのです。

例えば広告会社も、NPOやNGOの支援、生物多様性の支援、会社でいうCSRというものに加担するようになっています。僕が仕事としてやってきたことでも、東日本大震災からの復興、途上国へのインフラ支援などがあります。当然、健康問題や健康寿命を延ばしていくというソーシャルイシューに対しても、広告領域で持っている知見を活かすという取り組みが実際に行われています。

そこでは、大きくは、課題解決モデルというものを使っています。これはかなり体系化されていて、基本となる方法があります。それは、①現状を把握する、②理想を提唱する、そして、③その現状と理想のギャップによって得られる課題を発見する。さらに、④その課題を解決する具体的な一歩としての企画を検討していく。この4つのステップから導き出すことができるというものです。

具体的には以下のようになります。

まず現状の把握。これは、いま何が問題になっているのかをきっちり考えること。これが世の中はどの方向に進んでいるのかをしっかり把握するためのベースになるものです。

ここで実際にクライアントの話を聞いてみると、現状における不安や不満といったものが出てきます。そのため気を付けなければならないのは、そこで出されたものを現状ではなく課題として捉えてしまうことがあるという点です。例えば、あることに対する不満が出された。すると、その不満がない状態にすればいい。そうすることで、よりよい商品環境が生まれるのではないかと考えてしまいがちです。しかし実は、そこは違うのです。ここが課題解決モデルのキモになるところです。

マーケティング上、課題は理想と現実のギャップで定義できるということは決まっています。これは、課題と問題は別である、ということとほぼ同じです。現状というものが問題なのであって、問題をなくす、マイナスの状態をゼロにするというだけでは、その問題を解消することにしかなりません。課題を解決することにはならないということです。

ですから実際に行うときは、まず理想があって、その理想と現実との差としての課題をどのような行動とともに解決していくのかを考える必要があるわけです。ですから、現状を把握する、問題を把握するだけでなく、実際にどういう理想の状態が必要なのかということを検証する力が必要になってきます。

そうすると、本来こうでなければいけない、こうあるべきなのにそうなっていないという差が出てきます。それに対しての具体的な一歩としての企画を生み出していく。それが、我々のやっていることです。

例えば、生活者に向けて、ある商品が「いいよ」「悪いよ」ということを常にいい続けるのではなく、本当はこういう生活になっているべきなのにそうなっていない、そこに生まれている課題は、その商品によって解決できるよ、といってあげることができれば、生活者がその商品の必要性、必然性を感じてくれるようになります。その結果、人は「自分ゴト化」して動いていってくれる。それが大きな流れになっています。問題を解消するだけ、つまり、「こうなっていないのがおかしい」「ではこうしたらいい」というようなウラを見るだけではなかなかうまく進まない、ということでもあります。

ですから、常にどういったものや状態が理想的なのかを考えていくことが、課題解決フレームのなかでは重要になってくる、ということです。

少しわかりやすくいうと、世の中には現状というものが存在しています。一方、理想というものは1人ひとりの心の中にしか存在していません。そこで、世の中と人の心の中、そしてまた世の中というふうに行ったり来たりしながら、そこにある差を見つけていくことが非常に大事になってきます。

医療情報に関しても、病院の中で何か問題が起きているとします。なら、そうならなければいい、と考えがちですが、そういうことではないのです。病院の中で起きていることを考えながら、本当はこうなっていなければいけないよねという理想を考え、そのギャップをとっていくことが非常に大事になってきます。そうすることによって、マイナスをゼロに戻すだけでなく、マイナスから価値を一転することによってプラスに変えていくような企画作業が実際にできるということです。

少し話が細かくなりましたが、大事にしなければいけないのは、問題と課題を区別すること。つまり、問題というのはあくまで表面化している問題でしかなく、それを解消する、ゼロに戻すことにはあまり意味がない、ということです。あくまでも理想があって、そのギャップとしての課題を認識する。そして、その第一歩としての解決策として企画をどのように打ち立てるのか。こういう順番でものごとを考える必要があるということです。この順番をしっかり認識しながら行うことによって、メーカー目線ではない生活者目線での必要性や、新しい価値を見出してもらえるような施策を行うことができるということです。

これは医療の世界でも同様のはずです。医師がこういうことをするべきである、というのではなく、本来、生活者たちが生活している空間がこうあるべきなのにそうなっていない。では、具体的に何をしたらいいのか。そこから考えていくことが非常に大事になってくるわけです。

そこでは、医師がこうあるべきというのを規定することではなく、かといって患者側がこうあるべきというふうにお互いが別々の理想を持つのではなく、いっしょに理想を決めながら、その解決策を導いていくというプロセスが非常に大事になってくると思います。これをマーケティングの世界では、シェアード・ビジョン・メイキングという言葉で表現することがあります。私はこう思う、あなたもこう思う、であればいっしょに進みましょうという考え方です。

そこで、お互いにそれぞれの理想を出しながら、交点をとっていく。こうして合意を得られたビジョン、理想に対して、どういった一歩としての企画を生み出していくのか。これを考える必要があるというのが、大きな流れになっていきます。こういう筋で考えれば、「課題解決モデル」はストリート・メディカルにおいて成立すると思うわけです。

武部　ただ、こういう実践論があったときに、医療や健康関連のところで実装しようとすると障害だらけという気がします。ポイントとして主体者が誰なのかという議論にもなってくるのですが、いまは医療や健康関連の現場では主体者がいないのです。実践の手前のインフラというのでしょうか、議論というのでしょうか。これこそまさに「社会に健康をインストールする」ということかもしれませんが、そこがないと、こういう方法論のできるクリエイティブやマーケティングの人達がいて、一方で医師にも課題意識を持っている人はいて、でも医療は全然変わらないということになってしまうのではないかと。ですから、一歩前の段階での組織の設計とか、誰が主体になるのかとか、そこを議論しておく必要がありそうです。

梅田　これまでいくつかいっしょにプロジェクトをやらせていただきましたが、誰が本当は主体になるべきなのでしょうか？　行政なのか、病院なのか、医療従事者なのか。

武部　我々のプロジェクトで考えると、極論すれば病院長が責任をもってやるというような気持ちにならないといけないところですよね。とりあえずは新しい組織として私達が主語にはなっていますが、本来は病院が主語であるべきだったと思います。別の事例で、例えばニッパツさんという会社といっしょにやったケースでは、ニッパツの健康保険組合が主語にならないといけませんでしたし、ほかではクリニックが主語になることもあれば、自治体が主語になることもあれば、企業が主語になるものもある、ということですね。

主体者の設計という問題はけっこう大きいと思います。言い換えれば、そういう設計ができるよということを認知してもらえるようにすることが第一歩なのかなと思います。

梅田　たしかにそうですね。同時に、基本的に誰がやってもいいけれど、その主体者は最後まで責任をもってやるべきという話でもあります。

武部　例えば具体的事例としてご紹介したマスクや白衣の件では、実現までにけっこう時間がかかりました。マスクの場合、一度、啓発のためのおもしろいマスクというのを作ったのですが、全部ダメといわれた。けっこう大きな問題になって、例えば病院の組織から、マスクの写真や実物を見て、「こんなものを大学が配っているなどとなったら、一瞬でたたかれて、この病院の名誉毀損になりかねません」と。もう瞬殺に近いダメ出しを受けました。それから1年くらいかけて、しっかりと感染症の管理組織のスタッフの皆さんを巻き込み、その指導の下ですすめることで、何とか実現にこぎ着けたのです。

でもこれ、ただのマスクですよ。しかもそれを売るわけではなく、ただ展示をするという企画だったのに、そこまで時間がかかったのです。それくらい、ある意味で強烈な責任感をもった方たちが、医療の現場にはたくさんいるんです。

ただ、よくよく考えてみると、医療スタッフからしても、やっていることはすごくいいことだという思いはあるし、新しい取り組みということで感動もしてくれてはいるのです。

やはり特に医療系の人は正確性をすごく重視するので、いままでの広告のカルチャーのように、そぎ落としていくような考え方とは真逆なのです。このカルチャーのベースの違いを理解したうえで主体者を設計しないといけないのだと思います。

梅田 たしかに、実際にやってみて思ったこととして、広告の側は「世の中こうなったほうがいいに決まっている」という理想から入るのですね。しかし、今回はそのときの理想に対する目線が少しずれていたのかな、という気がしています。

というのも、問題は誰もが認識しているわけです。マスクの件で考えてみましょうか。実はマスクそのものは何の変哲もない無機質なものでしかないのですが、そのマスクが正しく着用されていないという課題に対する問題意識はみんなにある。それに対して、ではどうすればいいか。医療の領域では、正しい方法を見せてあげればいいという方向、「つぶす」という、つまりマイナスをゼロにするという方向の力がかかりやすいということだと思います。間違っているから、正しい方向に直そうということです。

それはひとつの理想型としては正しいと思いますが、もっと世の中とマスクの関係を考えていくとか、マスクそのものを「したくなるもの」にすることを考える。そうすると、同じマスクなのだけれど、全く違う話をしていることになるはずで、その違いのようなものがかなりあるのだなと感じました。この点は、クライアントビジネスでも同じことがいえると思うのです。

武部 私はそこが違うと思うのです。クライアントビジネスとして私が考えてきたやり方を医療において実践しようとすると、一瞬にして破たんする。お願いして出てくるという関係ではないというのか、いっしょに作り上げているという感覚を持たないと、彼らはだめなんです。自分の責任のところを作っているということを最初からいわないといけないようなところがある。

今回、マスクの件では、本来はクリエイターの皆さんがそこまで気遣う必要はないと思うのですが、デザインやシナリオがいくら素晴らしくても、機能面や科学面での確からしさ、正しさがなければ、誰も「いいよ」とはいってくれない。インクルージョンという言葉に近いのかと思いますが、クリエイターたちといっしょに本気で取り組んで、「お墨付き」のようなものを出す。彼らが自分でやったというふうに、主語が自分たちという感覚にならないと発信がむずかしいという気がするのです。

例えば、小さな休憩室のリフォームもやりました。本当に無機質で、患者がそこにいると息が詰まって苦しくなるようなスペースをリフォームするのです。この場合、ニーズも顕在化していて、事務の人達から依頼を受け、自分達の研究費を使ってリフォームすることにした。そのためにいろいろ計画・準備をしていったのです。
しかし、壁紙を貼り替えようとすれば、その壁紙の火災リスクを指摘されてしまう。実際にはそのまわりに燃えるようなものはいくらでもあるのですが、新しく壁紙を貼り替えようとすると、その火災リスクを考えてダメですといわれてしまう。ほかにも、木でできた製品を入れようとしたら、それも火災リスクがあるといわれる。あるいは造花のモニュメントを置こうとしたら、そこにふりかかったホコリが舞ってお年寄りが肺炎になり、それが悪化するリスクを考えると、置いて大丈夫なのですかという議論になる。そういうことを真剣に考えて、ほかのところで既にやっていることでも、新しくやろうとすると、ひとつひとつアドレスしないと進んでいかない。
そういう経験からわかったことは、医療の世界では本当に新しいことをやろうとすると、自分達がやっている、自分が主語なんだという捉え方にならないとダメだということですね。
梅田　みんな課題意識はもっているのでしょうか?
武部　課題意識はあるのです。が、課題解決意識がないということです。課題は感じていても、それを解決できる可能性を感じていない。うちの病院は全国経営レベルではトップだし、医療レベルも高い、外部からの評価も高い、となると、課題を解決しなければというプレッシャーはないわけです。患者という視点で考えたとき、特別に何かをする必要は感じないのですね。
梅田　あえてマーケティングの話をすると、患者数は企業でいう売上のもとになるものです。その売上を実際に生み出している生活者が切り離されて考えられているということなのですか？

武部　そうです。医療機関が見ているのは生活者ではなく、厚労省が決めている保険点数なのですね。１人の患者当たり何日間で診療するといくらになって、日数がどのくらい長くなるといくら損が出ると。そういう考え方なので、患者というよりも経営に直結する点数を見ているのです。そしてそれをベースにして病院が最適化されていくので、患者というよりも、患者の病気のマネジメントの効率化というようなところに意識がいってしまう。

その結果、在院日数をいかに短くするかと看護師の数を増やす、この2つが一番大きくなる。だから、患者に早く病院から出て行って、となる。そうなると、極論すると、病院があまりいい環境でないほうが患者は出て行ってくれていいよねとなります。そこに、ちょっとした矛盾があるのだと思います。

梅田　しかし一方で、居心地のいい病院を作っていこうという流れがありますよね。変えなくてもいいんじゃないか派の人たちは、そうしたヒューマンセントリックな、患者中心の考えに基づく取り組みを、どう見ているのでしょうか？

武部　実際に、梅田さんに協力いただいたものを病院で展示してみて一番うけたのは、実は病院の中の人たちなのです。「こんなことができるんだ」っていう感じで。事務の人も含めて大きな発見になったようで、「やってみたい」と思う人もたくさんいるようですね。

ストリート・メディカルという言葉は医療者側のほうがウケがいいのですが、それはおそらく、医療従事者のほうの課題感にむしろマッチしているということなのかと思います。問題は、それを実際にやるときに誰が主語になるのかをよく考えないといけないということです。そこに気を付けて設計しないと、まさに絵に描いた餅になってしまう。

梅田　いまのお話はけっこうおもしろいなと思ったのですが、マーケティングも昔はそうだったのです。先ほどもいいましたが、いい商品を出せば売れるに決まっているという、もともとはそういうメーカー目線でした。しかし競争が激化していくなかで、生活者から選ばれるものに、バランスが変わっていく。そうすると、どこかでメーカー目線から生活者目線に変わっていくことになった。それがプロダクトアウトとマーケットインという話です。

その結果、どんどん生活者が強くなっていき、いまは生活者が強すぎるのです。メーカーの力が弱くなってきて、今度は、下から目線のようなものになってくる。ですから、本当はそこに対等な関係をつくらないといけないのです。

いまのお話でちょっと近いなと思ったところがあります。最終的な目的は患者のQOLアップと誰もが思っているのだけど、自分達の行うことの安全性とか意義のようなものを自分達が認識できていないと絶対に行動できないという線引きのようなものがあるように思います。どちらが主体ということよりも、患者のことを思いながらも、自分達が責任をもってやるのだという、最後の砦のようなものがそこにあるのではないかと。

この点、メーカーは何となくあきらめてしまっているのです。マーケットに委ねるという、ずるいほうにいっている。いまのお話では、そこは最後まで委ねないということで、おもしろいなと思って聞いていました。

武部　私たちの取り組みのいちばん大事なところは、そういう個別の事例を見せながら、みんなにインスピレーションを与えるというか、「医療視点とか健康目線でこういうことができるんだ」というのを、日本中の病院や医療従事者、場合によっては生活者の方にも気付いてもらえるよう な、そういう立ち位置なのだと思うのですね。

梅田　実際に新しい企画や展示を行うことで、自分でもできるのだという気付きが生まれますよね。その後に、例えば武部先生のところに来て、「うちの科、うちの領域でもいっしょにやりませんか」というのはあるのですか？

武部　あります。

受け切れていないのが実情なのですが、ひとつ具体的事例をあげると、小児精神科の人達からの相談です。神経性食欲不振症のような子どもたちが社会復帰（学校に戻る）するときに、実は自殺率が高い。なんと3分の1とか、それくらいのレベルです。それだけの方が亡くなってしまうというのは尋常ではないですよね。そこで学校に戻るタイミングで受け皿となる学校側の教育をなんとかできないかという問題意識を持っている人が相談に来られた。そんなに予算はないということでしたので、地元のボランティアでやってくれるクリエイターさんにつないで、教材をつくって啓発活動をしました。それはすごく喜ばれました。実際に学校に戻って元気にすごしているという話も聞きました。

最近の事例では、クリニックさんです。横浜・泉区の医師会の会長さんが来られて、患者さんの指導に私たちの考え方を入れたいので、いっしょにやってくれませんか、というのがありました。ほかにも腫瘍内科の方から、「がんカフェ」のようなものをやっているのだけれど、それが全然広まらないということで、すそ野を広げるためにどうしたらいいかという相談を受けて、ポスターやウェブのほうでお手伝いしました。

ですから何かのボトルネックを外してあげると、これからものすごく出てくるように思います。

梅田　相談を受けたとき、クリエイターにつなぐということですが、そのクリエイターは何をしているんでしょうか？　見せる化、見える化をしているだけなのか、もっと具体的な仕組みのようなものをそこに持ち込んでいるのか。

武部　そこまで大きいことをやっている人はいません。現状のほとんどは、たとえば私たちがつくりたい教材のイメージを伝えて、それについて考えてもらうとか、ポスターを考えてもらうとかです。もっと大きな仕組みの設計のようなレベルで考える人はいまのところいません。そこで、私や梅田さんのようなプレイヤーが大きな設計を担当するということなのだと思います。極論すると、医学部や病院のなかにこういうコミュニケーション・デザインをする組織ができるというのが、大事なのだと思います。

梅田　各科の頭脳が集まってきて、コミュニケーション・デザインの人達がそういう万相談を受けながら解決策を導き出していくというフレームですよね。ちなみに、それぞれの病院にCDCのようなものができたとしたら、そこにはどういう人達がいるといいのでしょうか。

武部　私のイメージでは、梅田さんのような人だろうと思います。クリエイティブをよくわかっていて、制作をしているのではなく、広い目で見ることのできる人。そういう意味で、文系の人でも医学部の教授になれるということが重要だと思っています。それから医療従事者もそこには同時にいないといけないでしょう。

梅田　それは「正しさ」の担保ということですよね。

武部　それもありますが、医学的なこと以上に、病院内の特殊な仕組みというかカルチャーを知っている人がやはりそこにいないと、難しそうですよね。例えば医師会なども非常にいびつな仕組みなので、外にいる人には理解できないようなところがたくさんある。医師会の批判をするつもりはありませんが、生活者からすると、クリニックなどは夜もやってほしいですよね。医師にも当直があるわけで、夜に診療してはいけないということはない。でも、それができないのは、医師会のいろいろな設計上の問題があるからです。そういう独特のしくみやカルチャーを知っている人と、大きな視点で見られる人と、それから実行部隊。これが必要かと思います。

あとは時間がかかるかもしれませんが、教育ですね。医学部生はもちろん、文系学部の学生もいっしょに学べるような場です。医療のコミュニケーションに関わることを普通に勉強することになる。一方で、クリエイターのような人は医学について勉強することができる。そういう総合的なスクールをつくりたいです。

梅田　理想型としては、まず自分達の範囲で解決方法を考えられるというベースがあって、規模や課題の大きさによって専門的な人に相談するオプションがある、というイメージでしょうか。そういう仕組みが基盤になるということ。

　ソーシャルグッドの話で考えると、もうすでに自分達でやり始めているところはあるのですよね。例えば電通という会社では、「伝えるコツ」という冊子をいろいろなNPOやNGOに渡しています。それによって、電通に相談しなくても、こういう方法があればできるよねと。それでやってみてダメだったらお手伝いしますよと。ステレオタイプな言い方になりますが、魚を渡すのではなく、魚の釣り方を渡すという話です。そういうことを始める一方で、大きな課題に対しては大きな力で向き合っていく、ということが必要になるということですよね。

武部　これはサイエンスの基本ですよね。いい論文が出ても、それを自分のところだけで使っていると研究自体が広がらないので、その研究の価値がわからないのです。サイエンスは、開放していろいろな人が同じことをやってみて、「ああ、すごい」と実感することの積み重ねで広がっていく。これからますます新しいものがスピード感をもってまわっていくような時代ですから、このやり方、モデルじゃないと難しいのだろうなと思っています。

梅田　言葉を換えるとクリエイティブの再現性という話なのですね。これはかなり難しいといわれているのですが、僕は、誰でも絶対にできると思っています。クリエイティビティというのは本当はまやかしで、10あったら最後の9か10くらいのところのスパイスのひとふりがクリエイティビティなのです。そこまでは、先ほどの課題解決モデルのようなものに当てはめて情報整理していけば、けっこういろいろなものが見えるはずなのです。もちろん、クリエイティビティはどこかで大事になるのですが、特定の人だけができるものではなく、誰でもきるのだという開放から始めていくことが大事かもしれないですね。自分にもできる。もちろんそこにプロはいるので、プロに相談すればよりよいものにできると、そういうことですね。そういう段階のなかで、今回のことでいえば、自分でもできる、CDCにも相談できる、というふうにいろいろな可能性があるという状態が理想だと思います。

武部　これ自体がクリエイティビティの開放のようなところにつながるといいですよね。

某大学の病院で、アルコール消毒をついついしたくなる「真実の口」というのが設置されて話題になりました。たまたまその大学の偉い先生に呼ばれて講演にいきましたが、真実の口のことをあまり認知していないような感じでした。とても勿体ないなぁという気持ちになった記憶があります。

梅田　あれはまさに「やりたくなる」「したくなる」ですよね。

武部　そうです。でも某大の教授陣、いちばん偉い人達はよく知らないし、「なんだあれ、意味がわからん」というスタンスでした。せっかくいいことをしているのに、そんな状態では絶対に広がっていきません。あれは工学部の「しかけ学」の先生が、動物園でやっていることの焼き直しで病院の入り口に置いたということらしいのですが、トップ大学でもそれが現状なのです。おもしろい良いことをしているのに、ディスコネクションをしている。まったく病院組織としての価値に気付いていない、見えていないのです。

梅田　それはまさに、先ほどの主体者の話ですね。その人達が病院や医療関係者に働きかけながらいっしょにやっていれば、主体となった病院の人達ももっと自分ゴト化していって、「これは自分達がやったものだ」と「協力しながらだけどね」となる。そういうかたちを作っていくことが大事だという典型ですよね。

武部　ただ、おそらく普通のクリエイターさんにはすごいストレスになるのです。自分もすごくクリエイターさんに迷惑をかけたと思います。

梅田　クリエイターがただクリエイティブをすればいいわけでもないし、医療従事者の方々が真面目に考えればそれでいいわけでもない。そこはいっしょにやっていくということですよね。

武部　極論すると、クリエイティブとして最高の作品をつくるということと、医学的に受容されうる限界というのとには明確な不一致があるわけです。クリエイターには絶対にここはこうしたほうがいいというのはあると思うのですが、どこかでそれが崩れるところに符号点が見いだせないと、実装はできないということです。

梅田　実感値でいいのですが、現場の積み上げ型のものに合わせていくべきなのか、こうあるべきというところから落とし込んでいくのか、どちらがいいと思いますか？

武部　可能性（Possibility）と実現性（Doablity）の議論ですが、両方をうまく使い分けることが重要です。医療現場における主体者は、可能性が重要視され、事務や運営主体者は実現性が重視されます。それを踏まえたうえで、まずは、最初に医療系のキーマンを対象にクリエイティブをフルに活用した可能性を伝えることをすれば、まず第一段階の推進力が得られると思います。一方で、実現性というのは、クリエイティブの妥協点を探す作業でもあり、実行性のある施策に落とし込む作業になります。今回それをしなかった私のミスかもしれないのです。みんな思ったより可能性については理解はしてくれるのですが、このプロセスで置き去りになっていると、いろいろ言い出すということです。

梅田　無視されているという感覚に近いのですかね？

武部　というよりも、実行可能な形に落とし込む作業には関係者が多く、責任の所在が明快でないために、根気強くすべての関係者からの合意を得る必要があるという点も特徴としてあげられます。事務系の人、施設や備品の人、医療や看護に当たる人、など各々異なった専門性のある方々において、すべて合意されない限り、前進できない、というようになりがちなのです。マスクのケースでいうと、感染症内科の責任者と看護師長が内容はいいといっても、事務としては、どのように設置するか、転倒などの問題をどう捉えるか、などのアセスメントが行われなければ、絶対に展示は認められないとなるのです。

梅田　課題ありきでなく、この辺に問題があって、デザインの力だったらこう変えられるのではないかという、いまの医療全体を俯瞰してみたときの決めがあったりしますよね。そうすると、最初から特定の部局と組むのではなく、これおもしろいかもとか、こういうことをやれば世の中もっとよくなるかもというところから相手が始まると考えれば、そのタイミングから、これは小児科の誰某先生といっしょに進めようとか、そういうふうになりますよね。あるいは別の件は待合の話だから、医事課の人と話さないといけないとか。そこのコーディネーションをきちんとしていくことが大事ということですね。

武部　いろいろな大学や病院にCDC的な組織ができて、そこがキュレーターのような存在になってプロジェクトを進めていくために誰某を巻き込みましょうということでチームができて、そこに主語ができるという感じですかね。CDCが主語のデザイナーのようになっていくといいのかなと。

梅田　たしかに主語のデザイナーはいなかったですね。なんとなくCDCかつデザイナーとかでアサインする側が主語になっていって、本当の主体になるべき人間が主語にならなかったということですね。

問題と課題を区別して考える――同じゴールを見据え、共に歩んでいく

梅田　先ほども触れましたが、課題解決を考えるとき特に陥りがちなポイントがあります。それ

は、問題と課題は違うということで、広告の課題解決モデルではすごく大事にしているところです。なぜなら、人は、目の前に困りごとのようなものがあると、それを課題としてとらえがちなのです。しかし実は、それは問題であって課題ではありません。マーケティングやコンサルティングの世界では、課題というのは明確に定義されており、理想と現実とのギャップがすごく大事といわれています。ということは、理想がなければ課題は絶対に生まれないということになる。

つまり、本当はこうあるべきなのにそうなっていないじゃないかという理想を誰かが提唱しないと、課題が見つかっていかないことになります。医療においても、現状の病状があってそれを制圧するというマイナスからゼロに戻すということだけではなくて、こうあるといいですよね、それに対していまそうなっていないじゃないですか、そこのギャップを埋めるために何をしていきましょうか、というモデルをつくることによって、まさにビジョンメイキングのようなものができるのではないかということです。

武部　そうですね。実は、医者はクリエイターであるという言い方をする人は少なくありません。それはなぜかと考えてみると、課題解決モデルで定式化されているプロセスは、例えば論文を書くこととほぼ同じなのです。それから、問題と課題を区別するというのも、すごく納得できるところです。というのも、実現可能なパスに落とせるかどうかが論文のうえでもけっこう大事だったりするからです。どういう課題を発見してあげるか、そこからどういうインパクトのあるソリューションを提示できるか、どうプロトタイプ化していくかなど、医者の世界で研究者の基本としてやっていることを置き換えたようなところがある。

つまり、アウトプットは違うものの、医者の頭の使い方はクリエイターのやっている頭の使い方とかなり近く、けっこう親和性が高いのではないかと思うところがあります。

ただ、一方で違うと思うところもあります。これまでの広告会社のやってきたことというのは、どれくらいのスケールで影響を及ぼすかがすごく大きかった気がするのです。梅田さんにお聞きしたいのですが、そのへんは時代の流れによる変化というのはあるのですか？　特に「自分ゴト」となると個の話ですから、その個がどれくらい積み重なっていくと集団としてみなすかという話にもなると思うのです。そこには二律背反のようなものもありますよね。

梅田　実はコミュニケーションのなかでは、そこは背反していないのではないかということが大事になってきています。つまり、個を突き詰めていくとそれは一般化されるということですね。マスコミュニケーションだからといって全員に届く表現をつくればいいのかというと、そうではないですよね。マス、集団の中に入っている1人の個を定め、彼の行動を想像しながら企画をつくっていくことで、彼の属する集団が動くことに直結するという考え方があるわけです。その結果、できるだけ個に寄っていったほうがいいと考えます。

ただ、それが独りよがりになってはいけないので、常に個に落とし込んでいったアウトプットを、引いた目線で見た時に全体が動くのかを見て、その解像度を上げ下げしながら考えなければいけないのです。ただ、その検証を経ていけば、間違いなく個によってとらえたほうがいいということなのですね。

ストリート・メディカルにおけるプロトタイピングでも、おそらく1つのプロトタイピングによって100人が助かると思うのですね。そういうことで、個に寄りながら、その課題の本質を突き詰めていき、それをどういう場所に置き直してあげるとスケールするのかということを考えるのが大事だということです。

武部 そこがまだ私のなかでは具体的にイメージ化できていないのです。いいことをやったよねといった話がいくつか蓄積されて終わってしまう。そこに伝わり切らないという不完全燃焼感がありますす。プロセスの具体的な可視化というかたちで見せられるとおもしろいなって思っているのですが、そこがいつも自分では苦戦するところなのです。その、個を考えるというのは、昔からやっていることなのですか？

梅田 昔からやってはいたのですが、できなかったことでもあります。というのも、実際のところ「個」を知る術がなかったということがある。いまはビッグデータなどもあるなかで、個を特定して実際にインタビューすることもできますし、個の無意識の行動まで把握できるようになりました。むしろ、いまは全体を見るよりも個を見ることのほうが簡単になっていたりしますよね。その個を見つけていって、その個のなかにある種の代表性を持たせてあげて、その代表性が本当の代表性なのかということを仮説・検証しながら見ていくことが大事になっています。

武部 ここはビジョンということにも関わると思うのですが、先ほどの解像度の上げ下げのトレーニングは、広告のなかでやっているのですか？

梅田　まったくやってはいませんね。これは僕の持論に近いのですが、そのフィルターが穿っているかどうかの違いというのは、自分がいち生活者としてちゃんと生活ができているかどうかにかかっているところが大きいと思っているのです。仕事しかしていない人たちに生活者の気持ちがわかるのか、ということです。育児もしたことのない父親が、その世界のマーケティングを語れるのか、語る資格があるのか、ということです。もちろん個人差はあるのですが、そういう側面がけっこう多くて、やはりきちんと生活をするといったことがベースにないと、独りよがりになってしまうこともありますよね。

武部　私の立場でいうと、どうやったら学生達が自分ゴト化のトレーニングとか、医者達がそういうところを理解するかというところを体系化したいのですね。難しいことなのかもしれませんが、いまの話でいうと、患者体験のようなことが必要になるわけですね。

梅田　おっしゃるとおりだと思います。失礼な言い方になってしまったら申し訳ないのですが、武部先生のなかにあるものもやはり、患者側の体験が大きいわけです。そこからすべてが始まっている。これが医者体験から始まっている人たちには、そちら側に思いを馳せてはいても、はかり知ることのできない領域もあるはずで、そこがディスコミュニケーションの大きな要因になっているのではないかなと。医者が患者を無視しているということはまったくないと思うのです。ただ、医者に患者体験がないがゆえに、なかなか思いが届かないところがあるので、最終的にすごく困っている人たちとの困り度のレベルの差が埋まらずに不理解につながっているのではないかと思うのです。医者もぜひ、患者経験はしたほうがいいと思います。

武部　広告会社の人の場合、例えば何かのプロダクトを売らなければいけないとなったときに、患者体験のように、その商品を体験してみるようなラーニングプロセスはあるのですか？

梅田　まずいっておきますと、残念ながらそういうプロセスはありません。

でも、ひとつそれっぽい言葉があるとするなら、「席に座っている暇があったら現場を見てこい」というものがあります。それは、その商品が売られている現場であり、使われている現場であるわけです。僕が電通の名古屋支社にいたときによくいわれたのは、飲料の仕事をしていたのですが、自分のデスクで企画書を書いたりしていると、「公園のごみ箱を見てこい」と。そこには数字は出ていないけど、何が、どう飲まれているかが結果として出ているんだと。

そうすると、それまで学んできたこと、インプットされたことと、実際の世の中に生まれていることのリンクが、そこではじめて生まれるのですね。その結果、そういったものが自分の中での真実味とか、何かを語るときの根拠になるということはありますね。

この課題解決フレームに関しては、実は、医療においてもあまり提唱されていないのではないかと思うのですね。課題、現実に対して解決策を導いていく、これは対処ですよね。対処をしていくというのは、「あなたの人生はこうあるべきなのではないですか？　ならば、それに対していっしょに頑張っていきましょうよ」ということです。社会と医療の関係においても、医療というものがみんなのセーフティネットとして病気になったときに解決すればいいということはあるのですが、それ以前に、健康でいられる社会というものがもしもあるのならば、まったく違う方法になるわけなのです。

ですから、この理想の在り方をとらえ直すことが、コミュニケーション的に考えるとすごく大事になります。しかし現実にはそこではなくて、現状の病気に対して何をするか、あるいは起きてしまった事象に対して何かをするということが、先になりやすい。あまり広告のことを理解していない人は、それを繰り返してしまうのですね。そうなると一生、答えは出ないことになります。ところが、理想や「あるべき姿」があると、そこに差が生まれて、方向性が決まります。もちろんその方向性に対しての解決策はいくつもあっていい。どれも間違っていない、全部あり、ということですね。そのなかから表現として一番いいものを勧めていくという決め方をします。アプローチの方向は360度全部ある。しかし、そうなるともう誰も何も決められなくなってしまうのです。

武部 学生向けに講演をするときに、すごく面白い発見はどうやって生まれるのかについて医学の立場から話すことがあります。そのとき3つの言葉を使って説明するのです。セレンディピティ、バックキャスティング、ラディアルシンキングというものです。それぞれ私は違う先生から教わったのですが、ラディアルシンキングはスタンフォードのノーベル賞をとった先生、セレンディピティは日野原重明先生、バックキャスティングは経済学的な勉強でよく聞く話として知りました。相手が学生なので、理想というより夢という言葉を使いますが、夢を持って、そこからいま何をすべきかを逆算して、最適なパスを考えるということが大事であると。ただ一方で、同時に視点をずらすことも大事で、いろいろなパターンがある。そこを発散させたうえで、夢へのプロセスとしてどれがベストなのかを決めたほうがいい。いまある夢に向かって受験勉強をすることはもちろん大事なのだが、社会的な営みについてもがんばってほしいと、そういう話をするのですね。それが、いまのお話に似ているところがあるなと思いました。

梅田　ほとんど同じですよね。

武部　研究開発の世界でもそうですよね。そこでよく陥りがちなのが、医学の中のソリューションだけで新しい研究を生み出そうとする人は、意外とその研究が短命に終わることがあるということです。農学とか、バクテリアとか、全く違う分野との境界領域にたまにイノベーションと出てきたりする。ですから、直線的なプロセス以外のところから生まれる「揺らぎ」のようなものが大事だと思っています。先ほどの3つ考えるというのも、それに近いのかなと思っていまして、自分でこれが完璧かなと思う現状と、そのほかのいくつかの事例とを同時に考えながら、それによって最適なものがチューンアップされていくという。そういうことを考えると、どれだけ大きい明快なビジョンのもとでプロトタイピングをどれだけやっていくかということを仕組みとしては設計しないといけないと思うのです。

梅田　そうですね。特に、医療コミュニケーションで考えるのならば、武部先生がやられていることだけがすべてではなく、おそらく実際にはいろいろなところで行われているわけです。ということは、大きなビジョンを立ち上げることができれば、各々がそのビジョンに向かってそれぞれの方法でやればいい、ということにもなりますよね。ただそれが対処療法的なものでなく、「こういう世の中のために、医療コミュニケーションを変えていきましょう」というビジョンをつくっていくことが大事で、大前提だと思います。僕は、それをベクトルと呼んでいるのですが、どういうベクトルを提示するのか、これは医療コミュニケーションにおいても、患者に対しても、社会に対してもそうだと思うのですが、このベクトルをおくという感覚がないと、あまりモチベートされませんよね。自分ゴト化されない。

こういう世の中だったらいいねとか、自分がそういう生き方になれたらいいねとか、そういう未来を具体的に示してあげながら想像させるというプロセスがないと、人はなかなか自分ゴト化ができないのだと思います。ですからまずは、あるべき姿のようなものを一緒に考えながら、そこで最終的なビジョンを生んでいくということが広告においても大事ですし、医療においても大事なのではないかと。

武部　そういうビジョンをつくるのは私達の役目なのでしょうか？　それとも、各々の小さい活動の中でもそういうことが繰り返されるべきなのでしょうか？　つまり、ビジョンを持つということをトレーニングすべきなのか、ビジョンは打ち立てたなかで、プロトタイピングするトレーニングをすべきなのか。特に学生や、これからの人達の場合ですが。

梅田　ひとつは自分の中にあるビジョンを掘り返すということが大事だと思っています。それは、学生の中にあるビジョンもあれば、患者さんには患者さんの、これからの生きざまというビジョンもあるでしょう。そういったものをいかにヒアリングしながら、言語化、見える化してあげられるかが大事なのではないでしょうかね。ヒアリングや自問自答のようなことが結構大事になるわけですが、そういったものは、言葉などは違うかもしれませんが、絶対に向いている方向は同じだと思うのです。暗い未来に向かって生きている人ばかりではないはずなので、どこかで一定の方向性が見えてくるはずです。そういったものを束ねながら最終的に大きいビジョンをつくるということが大事なのだと思いますね。

3　新しい医療の視点が埋め込まれた街づくり——1つのビジョン、無数の取り組み

梅田　CDCのような組織の置き場所は医学部がいいのでしょうか。それとも、例えば自治体の関連の部署のようなものがいいのでしょうか。あるいは一般の企業も考えられます。

武部　大学だと思います。自治体は自治体で見ている目線が違っていますし、企業は企業で利益追求を前提とした視点が少なからず入ってきます。大学であれば、本書で扱ったストリート・メディカルのような全く新たな概念であっても、若手を中心に新たな取り組みを恐れることなく研究として挑戦していくことができます。さらに重要なことは育てる機能、つまり教育です。未だ

誰も体系化していない領域ですから、学生たちを育て、未来のために育成していくことが必須となるため、大学が第一に想定すべきホームだと考えます。また、医療の領域では、国の方針を決めているような委員会には委員として大学教授が出ているので、明快に大学病院が医療全体を将来的に変えていくということを見越すと、そこが重要かと思います。

もちろん自治体や企業もありです。自治体の場合は特に福祉系を管理しているので、介護や福祉といった領域を変えていくには自治体にもそういう部局は絶対に必要になると思います。

梅田　仮に医学部のある大学にできるとなると、経済学部のような他学部や、あるいは別の単科大学などと組むようなかたちになっていくのでしょうね。その場合、サステナブルという視点からは、どこがどういう予算を持ってまわしていくべきかも大事になってきます。しかも大学では、どうしてもその研究で論文が何本出るのかとか、どういう価値になるのかが問われる。

そう考えると、どこからお金が入って、どういうふうにまわるのが理想でしょうか？

武部　そこがいちばん難しいですね。例えば、口腔ケア・歯科の領域では、ライオンのような会社が寄付講座などをサポートするといったかたちで予算をいただいて問題の見える化をやっていくプロジェクトがありますし、私たちのプロジェクトには製薬メーカーや不動産会社が興味を持ってくれてサポートしてくれるということはあります。そこには企業のプロダクトが健康にいいことを伝える場を広げたいというのがベースにあります。そういうケースはポツポツ出てきていますので、理想はやはり企業からということかもしれません。

梅田　例えばCDC的なものに企業が興味を持つのは必然ですよね。大学病院や医学部の「お墨付き」をもらいたいとか、ここで医者と組むことによって新しい知見が生まれるかもしれないとか、そういうところがあります。でも実際にやってみると、その後の企業のバックアップがなくなっていく、継続しないということもありますよね。なぜ、そうなってしまうのか？　例えば当初予定していたアウトカムが出なかったとか、もともと期限付きだったとか。

武部　なんでしょうね。まだ私も継続というほど長くバックアップを受けてはいないので何ともいえませんが、たしかに、あまり継続はしないという気はします。それは、プロジェクト単位でやっているということもあるのですが、先物買いというのか、とりあえず少しお金を入れてみるかという程度のものしかなく、大型契約のようなケースはまだありません。

ひとつだけロールモデルとして参考になるのは、医療機器のデザインです。日本で3カ所ほど大学院にできました。東北大学、東京大学、大阪大学で、スタンフォードのD（デザイン）スクールのプログラムを日本に移管してつくったものがあります。東北大学はフィリップスから資金提供を受けて病院にフィリップスラボのようなものをつくり、医療機器のイノベーションを起こすというプロジェクトを始めています。

医療機器の場合は非常にわかりやすいのですね。病院がいいと思ってくれれば、いつかどこかで買ってくれるという関係が成り立ちます。ですから、医療機器のデザインプログラムには、どんどん企業が入っています。しかしこれがコミュニケーション寄り、人間寄りのことになってくると、企業がその効果をどう考えるかという点で一気に未知数になってくるわけです。

梅田　医療機器はターゲットがはっきりしてシャープな分、プレイヤーも決まってくる。一方、「未病を考える」とか「病院に行かずにすむような健康体を作り続ける」となると、対象が医療関連のメーカーから食品メーカー、健康経営従事者……というようにどんどん広がってしまう。ターゲットが広い分、シャープではないということですね。

武部　対象が広がって曖昧になればなるほど、企業は投資しにくくなるということです。そういう点でひとつ可能性がありそうなのが、テルモやフィリップスから1人ずつ派遣してもらい、大学院のフェローとして病院の現場で働いていただくことをしています。手術現場などを見て、機器などの開発や改善につながる発見をしてもらうことを目的としています。いろいろな生活産業から病院にフェローとして入ってもらうようなプログラムを通じて、彼らの課題発見につなげ、ゆくゆくはCDCのようなプログラムに投資することを考えてもらう。言葉を換えれば、病院とか医療、介護の世界を一般生活者企業に開放していくことができるといいと思っています。

梅田　先ほどお話しした広告における「ソーシャルグッド」という文脈でも、大義のためにやるのでそこまでお金が出ない、そのため続かない、という問題があるのですね。これはCSRなどでも同じだと思います。CDCが全国にできても、それが継続されないと意味がないわけです。そして、この問題とセットになるのが、そこに人をきちんと張り付けないといけないということです。そうなると、その人を惹きつけるものは何か？　というふうに考えるのですが、それはビジョンなのでしょうか。目的意識でしょうか。それともサラリーなのか？

武部　サラリーはまずないでしょうね。そこに期待する人は、そもそも大学には来ないです。やはり、ミッション、ビジョンに共感する人。ただ、それだけでは難しくて、大学の正規の職員というポジションでビジョンに共感してくれる人となれば、けっこう増えてくると思います。例えば助教のようなかたちでしょうか。こうして、CDCのミッション、ビジョンが明快になって、開放されて、それが共感を生んで伝播していくようなものがいちばん大事な気がします。

難しいのは、大学で新しくポストをつくるには、どこかを削らないといけないことです。文科省が定数を決めているのですね。それを突破するために文科省などと交渉するのは相当難しい。これは、ミッション、ビジョンということとはかけ離れた、大学のポリティクスになってきます。

梅田　教員枠ではないやり方は何かあるのですか？

武部　ひとつは寄付講座ですかね。企業がどんとお金を出してくれる。そうなったらシンプルで、特任教授、特任准教授となり、その人の報酬は企業が保証しますというかたちは作れます。

梅田　横浜市立大学でCDCを創るという話に、何か反響はありましたか？

武部　組織ができたことを認知してくれた人は、いろいろ話を持ってきてくれるようになりました。やはり旗を掲げて、何か可能性を知ってもらうということはすごく大事だと思いました。あんなプレスリリースなど誰も読まないかなと思っていたので。

梅田　いろいろ提案や相談がくるようになったなかで、武部先生が、「これはやるべきだ」、あるいは「これはいいかも」という点、どのへんを見ながら差配しているのでしょうか。

武部　むずかしいですね。まず、断れない相手というのがありまして、それはもう全部受けざるを得ません。それはともかく、メンバーがいっぱいいっぱいになっているようだと現実的にはできなくなりますから、そこで、先に判断するとしたら、どこかにつないでそれで終われるもの、単純にキュレーションすればいいというものです。また、センターとしてもう少し大きい仕組みを考えることで先につながると思うものは受けていきます。

梅田　本当は、そこでマネタイズできないといけないですよね。でも実際は、「世の中にいいことなのだから、手弁当でお願いします」という感じで、できていないでしょう。

武部　たしかにそうです。いまいくつかのプロジェクトで会社の方に声をかけるときには、これをいっしょにやっていくと将来、会社にもいいことがあるかもしれないですよ、というのを考えようとはしているのですけどね。ただ、それも設計しているというよりは、偉い人をただ知っているから「応援するよ」というような個人的な関係のもとに支援をお願いしているような感じなのです。全然体系化されていませんから、サステナビリティもできていません。

梅田　僕は、どの案件でもマネタイズすることはとても大事だと思います。それがまさに、継続性をどのように担保するかという話になるからです。もし、横浜市大が無償でやってしまったら、ほかで生まれてくるCDCもそうせざるを得なくなります。ですから、アイデアをつくるとか、いっしょに新しい企画を考えていくというのは、無形のものではあるのですが、有償である、あるいは、そこに会社が投資をすることによって、自分たちの案件が生まれ、それが知見化されて世の中に広がっていくという考え方を持っていないと、うまくいかないということになるのではないでしょうか。

武部　そういう意味では、額は小さいのですが、受託費用のようなものはいただいています。ポスターをつくればいくらとか、小さいスケールのものについてはすでにモデルを考え始めています。これは医学部でもよくあるもので、例えばRNCという遺伝子の検査を隣のラボにお願いしたらいくら、というふうに普通にやっています。それと同じ考え方を、クリエイティブの作業やクリエイターにつなぐという部分に適用するわけです。ただ、実際に残るお金は少ないので、人の確保や固定費の捻出まではいっていません。現状は大学と市が支えてくれるので、数年は大丈夫なのですけど、その先のサステナビリティとなると、まだまだ問題を抱えています。

梅田さんなら、この点でどういうプレイヤーがいいという考えはありますか?

梅田　一番大事なのは、ちゃんとマネタイズできる人がいるということだと思います。クリエイターよりも、ビジネスプロデューサーのような人。それによって、実際に行うことに加えて、制作に関わるフィーの部分の差配や他と比べての金額を考えるようなことですね。感覚値ではなくて、ビジネス感覚のある人は絶対に必要だと思います。仮にですが、ではポスターが10万円ですといったとき、それが正しいのかを、誰かが考えなければいけないわけです。

そして、ラボを運営していくのに年間でいくらくらい必要になるのか。そこに対してどういうお金の取り方をしていくかを、ビジネスとして誰かが考えないといけない。一部は寄付で受け取る。一部は単発のプロジェクトのなかでお金をもらってそれを貯めていく。そうすることで、そこにいるべき人の規模感も決まってくるはずです。例えば、ビジネスプロデューサーが1人、デザイン・クリエイティブコーディネーションをできる人が1人、事務的な人が1人と、その3人くらいでまずはどうまわしていくか、というのが見えてきます。

あるいは、その最終ユニットのようなものを常駐させなくても、いろいろなところにまわしながら教育をしていったりというやり方も考えられる。いま横浜市大で始まっていることですが、そこにだけ組織があればいいというものではない。大きな仕組みづくりのようなものを考えていければ、それが全国に広がったときに、いろいろな知見などを知らせることができるようになります。それが大事なのだろうと思います。

武部　他の医学部でもいくつか似たようなものをつくりたいという話は出ています。でも、どうやってパッケージを説明したらいいか、私達自体が提供できていないドラフトですね。そこにもまだまだ課題があります。先ほど出た研究費ではないですが、予算のような視点でいうと、どういうところがつくといいといったイメージはありますか?

梅田　ファンドでしょうか。どうしても企業には移り気なところがあって、1年、2年で変わってしまう場合がある。CDCは、そういったことでは揺るがない組織でないといけないわけです。見ているスケールが長期なのですから、短期で考える人達と付き合うところくなことはない。そう考えると、もうちょっと別のかたち、例えばクラウドファンディングのようなものや、有志といわれるような心のある人達が支えていけるような仕組みが必要です。そうなるとやはり、ファンド化かと思うわけです。

武部　ただ、ファンドも、期限付きでリターンを求めるところはありますよね。梅田さんは息の長いファンドを想定されているのだと思いますが、ほとんどのファンドは5年以内とかである程度リターンが見えることを求めます。例えば、私には直接関わりはないのですが、再生医療の技術をスタートアップに出して、そこががんばって開発してというのをファンドに助けてもらうことがあるのですが、ほとんどうまくいきません。本来、再生医療のような領域は、成果が出るまでに15年くらいかかります。しかし、5年くらいで成果が見えてこないと、いきなりファンドがひき上げてしまうというのを見てきました。ストリート・メディカルの領域もおそらくそれに近いので、何か新しいモデルはないかということに、私もいつも頭を悩ませているのです。

少し話は飛びますが、これは、再生医療も同じです。国もお金を出したら早めのリターンを求める方向に行ってしまっているため、日本の科学技術の能力はどんどん凋落してしまい、もう新しいものは出てこないんじゃないかと危惧しているのです。

そういう視点から、アメリカがなぜうまく行くのか考えると、お金のめぐりのチャネルが何種類もあるということです。いちばん大きいのは財団で、豊富で多様な資金がある。投資会社を持っているところもあって、大口の株のトレーディングに100億単位で預けてくれるようなお客さんを持っている。そこが10億のゲインを1年間で生むと、1億が必ずその財団に寄付されるというようになっている。そして、その財団からお金が研究者に割り当てられるのです。彼らには、突き抜けた活動への寄付活動こそが社会の変革につながるという矜持があるのですね。

梅田 たしかに日本と海外では、寄付文化の違いはかなり大きいかもしれないですね。

海外には、おもしろい取り組みをしている保険会社もあります。レオネードという会社です。従来の保険会社は、生活者から集めた保険金をいかに払わないかということで収益を上げてきたわけで、たくさんの保険料を払うと株価が下がるという利益相反のような関係になっていました。レオネードは、そうではなく、儲かりすぎたら寄付します、とやったのです。すると、生活者も加給請求とかはしなくなる。これによって、保険の世界のだましだまされるというようなことがなくなったといいます。

このケースを考えると、例えば保険会社と組んで、その利益の一部を寄付してもらうような仕組みにすれば、保険会社としてもプラスになると思うのです。その一部を使って毎年、ストリート・メディカルのようなことをやり、「みんなが病気になったら保険が使えますが、そもそも病気にならないような社会をつくっていく、そこにどういうふうに寄与していくのかといったことをいっしょに考えていきます」というようなフレームにする。全国の保険会社と組んで、病院のなかに、病気にならないような仕組みが生まれていく。そうなればみんなが嬉しいですよね。

武部　アメリカには保険会社が持っている病院群があり、その保険に入っているとより有利になるのですが、日本は皆保険制度の下、そこがありません。全員、どの病院にでもいけますから、特定の病院にだけというのは問題があるかもしれません。ただ方向性としてはありですね。

梅田　CDCには、大きな考え方をつくるという役割も多分にあるはずなのです。それがひとつできればサステナビリティが生まれ、そのなかでほかも動けるようになります。初めてのことをやるというのは、新しいというだけでなく、業界のスタンダードをつくるという使命もあるはずです。そのビジネスモデル、組織のデザインがバチッとはまると、おもしろいかもしれません。

4 ビジョンが仲間を引き寄せる――専門性の壁から抜け出そう

梅田　この問題は、つながるとしたら、ビジョンしかないと思うのです。CDCがめざしている世界観と企業がめざす世界観とが本当に合致すれば、深い握手ができる。しかし、CDCのビジョンではなくて、その行為を見ながら相談してくるような人達とは、おそらく浅い握手しかできないのです。ですから、できるだけ行為として手を握るのではなく、ビジョンを発信しながら、そのビジョンに共感する人をいかに探し出すか。そこが課題になるかもしれないですね。

CDCも今後、世の中に果たせる役割、果たすべき役割といったことにもっと自覚的になる必要があると思うわけですが、そこで大事なことにPDCA的なものもあると思います。しかもDCPA、つまりDoから考えることが大事だと思っています。

武部　そうですね。この領域は特にそうかもしれない。

梅田　ビジネスの場でよくあるのは、考えて、考えて、考えて、結局はやめてしまうというパターンです。目の前に問題があり、あるいは「もっと変えられるのに」というモヤモヤしたものがあるときにそこであきらめてしまうのでなく、「やってみればいいじゃない」という姿勢が大事だと思うのです。ただ、先ほどの話でいうと、やってみればいいだけでは、身近な人や本当は仲間になってくれるはずの人がへそを曲げてしまうことになりかねない。そこで、いっしょに主語になりながら、まずDをやってみようよという巻き込みが大事だと思います。いっしょに主語になって進めてみると、意外とやれるわけです。そこからまた新しいプレイヤーが生まれたり、刺激が生まれたりすると、DCPAがうまくまわってくるのではないかという気がします。

今回の取り組みなども、まさにそういうことですよね。Doがあるからはじめて……

武部　そうなのです。それを見える化していくことを継続的にやらないとダメで、もっといえば、それを軸のなかで見せていかないといけない。そういうことを今回、強く感じました。

梅田　先ほど寄付の話が出ましたが、アメリカではどんな会社が寄付してくれるのですか？

武部　会社というよりも個人ですね。地元の大金持ちで、何らかの病院との接点がある人。ご自身の子どもや親族のお子さんが病気になって、それで治ったというような人をターゲティングして、ディナーパーティーに招くのです。ほかには、ロータリークラブのような社長の集まりに、シンシナティ小児病院としてセミナー枠をとって、プレゼンをするというのもあります。

梅田　日本でも少しはそういうケースがありますよね。自分の子どもが完治してとか、こういう病気だったからとかいうことで寄付をしたいと。

武部　あります。横浜市大でも以前、看護師さんがすごくすてきなケアをしたということで、看護教育に使って欲しいと1000万円を寄付してくれた人がいました。ただ、日本ではそういうことが仕組み化されていない。税制上の控除のインセンティブも少ない。

梅田　日本でも寄付の控除はありますが、海外に比べてメリットが圧倒的に少ないですよね。

武部　ただ、よくわからないのですが、本当の社長クラスは、そういうロジックでは動いていないのではないかという気もしています。

梅田　まさに、ビジョンですよ。

武部　はい。ですから、本書のビジョンに共感してくださる方に、これからお会いできることが楽しみです！

謝　辞

ＹＣＵ－ＣＤＣにおけるプロジェクト推進は、数多くの方々の尽力の賜物である。そのなかでも、クリエイター・コピーライターの梅田悟司氏、（株）電通の清水真哉氏には、２０１１年にミライデザインラボにて広告医学という考え方を発信して以来、献身的な協力をしていただいた。また、ＹＣＵ－ＣＤＣ設立以前から協力いただいてきた西井正造氏（本書の執筆にも多大な協力をいただいた）、小高明日香氏、栗本美優子氏、中沢大氏には、原稿の作成にあたっても多大な助言を頂いたことを感謝したい。

またストリート・メディカルの概念設計にあたっては佐藤夏生氏に、巻末のステートメントの作成については古川裕也氏の多大なご指導をいただいた。また、中山こずゑ氏、高橋政代氏、田中雄二郎氏、沼田努氏をはじめとした同・アドバイザリーボードのメンバーの方々にも貴重な助言を多数頂いた。事例収集に際しては、笹川かおり氏のご協力を得た。各プロジェクトの実現に際しては、多数のクリエイターの皆さん、横浜市立大学や関係病院の多数の医療従事者・事務関係者の皆様のお力添えがあったことに謝意を表したい。

以上、すべての皆様にこの場を借りて、感謝申し上げたい。

なお、本書で紹介したＵＲＬ等はあくまで執筆時点の情報であることをお断りしておきます。

● コミュニケーション・デザインという方法 ●

まず、このヴィジョンとアクティベーションが、世の中と共有されなくてはならない。
そのために、もっとも重要な技術がコミュニケーション・スキルだと思われる。

それは、医者と患者の間のコミュニケーションだけを指すのではない。
新しい医療の在り方を提示し、医療に関する課題を発見し、
それを解決するアイデアを生み出し、実現する。
このプロセス全体を、コミュニケーション・デザインと呼ぶ。
上意下達ではなく、医者患者のみならず、
いわばステイクホルダー全員がワンチームとなって行うものである。
このプロセスを繰り返すことによって、医療は、街へ出ていく。
つまり個人が主役になり、医療が日常化される。

● ゴールイメージ ●

私たちが目指すのは、すべての人が、「自分の医療＝ My Medicine」を持ち活用できることだ。

それを実現するための医療の再構築であり、human centric な医療へのアップデートである。

そのためには、医療から、めんどくさい、できない、つらい、などを除外しなければならない。
それは、コミュニケーション・デザインの仕事である。
そのためには、患者＝生活者がだいじにしていること、楽しいと思えること、
続けられることなどから、つまり、Life という視点から、医療以外の領域も含めて、
彼らとのコミュニケーションを組み立てることが重要である。
それも、また、コミュニケーション・デザインの仕事である。

これは、ムーブメントである。
新しい医療という方法によって、
誰もが、よりよい人生を獲得できる世界を創るための
絶え間なく続くムーブメントである。

YCU-CDC　エグゼクティブ・アドヴァイザー　古川裕也

● 医療のアップデート ●

多くの分野で、今までの考え方、やり方が通用しなくなっている。

医療も同じだ。


これまでのように、病気だけを扱う医療から、

「Life」全体を対象とする医療へ進化すべきではないだろうか。

病気を診るのではなく、人間を診るものへと。

医療は、治療に限らない。
病気になって医者に治療を受けそれで終わり、というものでは、
医療は、ミッションを果たせないだろう。

これからの医療は、あくまで患者の人生というコンテキストの中に存在するべきだ。
どういう人生を送りたい人なのか、何を大切にしている人なのか、
どういう環境にある人なのか・・・。
そのコンテキストから、その患者は、どういう生活をすると幸福になれるのか、
そのためにどういう医療が最適なのか。

よりよい心身の状態であり続けるために、Lifeすべての局面に関わるべきだ。


「点」の医療から「線」の医療へ。

あくまで患者＝生活者が主語であるような医療へ。

そのために、医療の再構築が必要だと考える。

これは、Humanityの再構築ということに他ならない。


そうなると、これは、病院だけで行われることではなくなるだろう。

医療は、街へ出ていく。あらゆる場所、あらゆる時間に医療が存在する。

それぞれの人生のコンテキストの中で、誰もが医療を主体的に活用していくようになる。

医療は治療であることを超えて、生きていくのに不可欠なソリューションになっていく。

その時、当然のように、医療は、
治療から未病・予防の方に大きくシフトしていくことになるだろう。

［著者紹介］

武部 貴則（たけべ・たかのり）

医師。

横浜市立大学先端医科学研究センター　コミュニケーション・デザイン・センター長／特別教授。

東京医科歯科大学教授。

シンシナティ小児病院オルガノイドセンター副センター長。

1986 年生まれ。横浜市立大学医学部卒。

2013 年に iPS 細胞から血管構造を持つヒト肝臓原基（肝芽）を作り出すことに世界で初めて成功。ミニ肝臓の大量製造にも成功。デザインや広告の手法で医療情報を伝え、新しい医療へのアップデートを目指す「ストリート・メディカル」という考え方の普及にも力を入れている。

治療では　遅すぎる。
ひとびとの生活をデザインする「新しい医療」の再定義

2020 年 8 月 7 日　　1 版 1 刷

著　者　武部貴則
発行者　白石　賢
発　行　日経 BP
日本経済新聞出版本部
発　売　日経 BP マーケティング
〒 105-8308　東京都港区虎ノ門 4-3-12
編集協力　梅田悟司／笹川かおり
装　幀　夏来　怜
ＤＴＰ　マーリンクレイン
印刷・製本　中央精版印刷
ISBN978-4-532-17689-1

Printed in Japan